肝生検ガイダンス

編集 **日本肝臓学会**

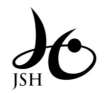

南江堂

日本肝臓学会 肝生検指針作成ワーキンググループ

■ 作成委員

[委員長]

黒崎　雅之　　日本赤十字社武蔵野赤十字病院消化器内科

[委員]（五十音順）

乾　　あやの　　済生会横浜市東部病院小児肝臓消化器科

加藤　直也　　千葉大学消化器内科

川口　　巧　　久留米大学消化器内科

久保　正二　　大阪公立大学肝胆膵外科

小無田美菜　　国際医療福祉大学医学部成田病院病理診断科

坂元　亨宇　　国際医療福祉大学医学部

建石　良介　　東京大学消化器内科

田中　　篤　　帝京大学医学部内科

田中　真二　　東京医科歯科大学分子腫瘍医学

徳重　克年　　東京女子医科大学消化器内科

原田　憲一　　金沢大学人体病理

村上　卓道　　神戸大学放射線診断学

平松　直樹　　大阪労災病院消化器内科

■ 作成協力者（五十音順）

浅岡　良成　　帝京大学医学部内科

内野　康志　　日本赤十字社医療センター消化器内科

金子　　俊　　東京医科歯科大学消化器内科

小木曽智美　　東京女子医科大学消化器内科

近藤　孝行　　千葉大学消化器内科

阪森亮太郎　　大阪大学消化器内科

玉城　信治　　日本赤十字社武蔵野赤十字病院消化器内科

中塚　拓馬　　東京大学消化器内科

吉村かおり　　金沢大学人体病理

刊行にあたって

　肝生検は肝疾患の臨床的な診断を確定するために行われます．ときには，肝生検により臨床的な診断が変更されることもあります．肝疾患の診療を行ううえで，極めて重要な手技そして最終的な診断法といえます．

　肝臓の一部を細い針を用いて採取し，それを病理学的な診断に供すること，これは歴史的には 1883 年にドイツのポール・エーリッヒが糖原病の診断のために行ったのが最初だといわれています．20 世紀初頭には，致死的でない（したがって病理解剖ができない）ウイルス肝炎が戦場で蔓延し，その診断を行うために肝生検が急速に普及しました．当時はもちろん肝炎ウイルスの診断法はありませんし，ALT などの測定法すらありませんでした．その後，肝疾患領域においても，様々な血液検査・画像検査法が導入され，多くの疾患が必ずしも肝生検という方法を用いなくても診断できるようになりました．しかし，今でも病理学的な診断を必要とする場合は，必須の手技になっています．

　一方，肝生検にはある一定の侵襲性を伴いますから，施行にあたってはコストとベネフィットを考える必要があります．診断における必要性を十分に吟味すること，そして安全性に留意することです．本書は，日本肝臓学会が「肝生検」について，その概要，意義，安全性，そして疾患における各論についてコンパクトにまとめたものです．古くからある診断法であるにもかかわらず現代的な視点からこれを解説した類書がなかったことから，2020 年に学会としてのガイドを作成することを決定しました．黒崎雅之委員長のもと「日本肝臓学会 肝生検指針作成ワーキンググループ」を立ち上げ，4 年の歳月をかけて完成したのが本書です．ぜひみなさんに手にとっていただき，肝生検に対する理解を深めていただくとともに，日々の臨床に活用していただければと思います．どうぞよろしくお願いいたします．

2024 年 4 月

一般社団法人 日本肝臓学会　理事長
竹原　徹郎

序　文

　肝生検は，肝疾患の確定診断，病態の把握，治療方針の決定，予後の予測など，多岐にわたる意義があり，長らく標準検査として行われています．びまん性肝疾患の病態把握に用いられる血液バイオマーカーやモダリティなどの開発が進み，肝生検の一部は非侵襲的検査で置き換わりつつありますが，複数疾患の併存が疑われる症例や，非侵襲的検査と臨床所見との間に乖離がみられる症例では，肝生検による病理学的評価が正確な診断・評価法となります．

　画像診断の進歩により，発がんリスクが高い症例に発生した典型的画像所見を呈する肝細胞癌においては診断目的の腫瘍生検を必要としませんが，近年増加している非ウイルス性肝疾患や正常肝を背景にした非定型的な画像所見を呈する肝腫瘍においては，必要に応じ腫瘍生検が考慮されます．また，免疫療法や分子標的療法などの薬物療法の進歩に伴い，腫瘍微小環境や遺伝子解析目的での腫瘍生検が個別化医療として行われつつあります．

　診断・評価法として肝生検を必要とする病態は依然として多く存在するなか，2020年3月に医療安全調査機構から「医療事故の再発防止に向けた提言」の第11号として「肝生検に係る死亡事例の分析」が発行されました．これをもとに，適応を慎重に判断し，病理学的診断が診療に反映されるベネフィットとリスクについて十分に検討し，合併症対策に留意して安全な肝生検を施行することが求められます．

　このように肝生検をめぐる背景が変化しつつあることを考慮し，日本肝臓学会として肝生検に関するガイダンスを作成しました．本書において，肝生検を行う意義，肝生検に代わる非侵襲的評価法，肝生検を行ううえでの安全性のポイントを整理するとともに，各種びまん性肝疾患や肝腫瘍性病変における肝生検の役割について疾患ごとにまとめました．

　本ガイダンスは，エビデンスをもとにした診療ガイドラインではなく，肝生検のポジショニングについてエキスパートの先生方に解説していただいたものです．肝生検の適応を判断し，安全に検査を施行するために，日々の診療において活用していただくことを目的として作成しました．

　本書が，皆様の診療に役立つことを祈念しております．

2024年4月

一般社団法人 日本肝臓学会　理事
日本赤十字社武蔵野赤十字病院　院長
黒崎　雅之

利益相反の開示

　日本肝臓学会では，「肝生検ガイダンス」作成委員，作成協力者と特定企業との経済的関係につき，下記の基準で各委員より利益相反状況の申告を得た．
申告された企業名は下記の通りである（対象期間は 2021 年 1 月〜 2023 年 12 月まで）．企業名は 2024 年 3 月現在の名称とした（五十音順）（法人表記は省略）．

　＜利益相反開示項目＞　該当する場合は具体的な企業名（団体名）を記載．該当しない場合は「−」を記載する．
　A．自己申告者自身の申告事項
　　1．企業や営利を目的とした団体の役員，顧問職の有無と報酬額（1 つの企業・団体からの報酬額が年間 100 万円以上）
　　2．株の保有と，その株式から得られる利益（最近 1 年間の本株式による利益）（1 つの企業の株式の 5% 以上保有のもの，あるいは当該株式の 1 年間の配当及び売却利益が 100 万円以上）
　　3．企業や営利を目的とした団体から特許権使用料として支払われた報酬（1 つの特許使用料が年間 100 万円以上）
　　4．企業や営利を目的とした団体より，会議の出席（発表）に対し，研究者を拘束した時間・労力に対して支払われた日当（講演料など）（1 つの企業・団体からの講演料が年間合計 50 万円以上）
　　5．企業や営利を目的とした団体がパンフレットなどの執筆に対して支払った原稿料（1 つの企業・団体からの原稿料が年間合計 50 万円以上）
　　6．企業や営利を目的とした団体が提供する研究費（1 つの臨床研究（共同研究，受託研究など）に対して支払われた総額が年間 100 万円以上）
　　7．企業や営利を目的とした団体が提供する奨学（奨励）寄付金（1 つの企業・団体から，申告者個人または申告者が所属する講座・分野または研究室に対して，申告者が実質的に使途を決定し得る寄附金で実際に割り当てられた 100 万円以上）
　　8．企業などが提供する寄付講座（企業などからの寄付講座に所属している場合）
　　9．その他の報酬（研究とは直接無関係な，旅行，贈答品など（1 つの企業・団体から受けた報酬が年間 5 万円以上）
　B．申告者の配偶者，一親等内の親族，または収入・財産を共有する者の申告事項
　　1．企業や営利を目的とした団体の役員，顧問職の有無と報酬額（1 つの企業・団体からの報酬額が年間 100 万円以上のものを記載）
　　2．株の保有と，その株式から得られる利益（最近 1 年間の本株式による利益）（1 つの企業の 1 年間の利益が 100 万円以上のもの，あるいは当該株式の 5% 以上保有のものを記載）
　　3．企業や営利を目的とした団体から特許権使用料として支払われた報酬（1 つの特許使用料が年間 100 万円以上のものを記載）

利益相反項目の開示

氏名	A-1 / A-7	A-2 / A-8	A-3 / A-9	A-4 / B-1	A-5 / B-2	A-6 / B-3
黒崎雅之	−	−	−	アストラゼネカ，アッヴィ，インサイト・バイオサイエンシズ・ジャパン，エーザイ，大塚製薬，ギリアド・サイエンシズ，中外製薬，日本イーライリリー，バイエル薬品，ヤンセンファーマ	−	−
	−	−	−	−	−	−
乾　あやの	−	−	−	−	−	−
	−	−	−	−	−	−
加藤直也	−	−	−	アストラゼネカ，アッヴィ，エーザイ，大塚製薬，ギリアド・サイエンシズ，武田薬品工業，中外製薬，日本イーライリリー，バイエル薬品	−	あすか製薬，アストラゼネカ，アッヴィ，エーザイ，MSD，中外製薬，ノーベルファーマ，バイエル薬品，パルクセル，ブリストル・マイヤーズスクイブ
	エーザイ，大塚製薬，塩野義製薬，住友ファーマ，バイエル薬品	−	−	−	−	−

（作成委員）

		A-1	A-2	A-3	A-4	A-5	A-6
氏名		A-7	A-8	A-9	B-1	B-2	B-3
作成委員	川口 巧	–	–	–	あすか製薬, アッヴィ, EAファーマ, エーザイ, 興和, 大正製薬, ノボ ノルディスクファーマ, ヤンセンファーマ	–	–
		–	–	–	–	–	–
	久保正二	–	–	–	–	–	–
		–	–	–	–	–	–
	小無田美菜	–	–	–	インサイト・バイオサイエンシズ・ジャパン	–	–
		–	–	–	–	–	–
	坂元亨宇	–	–	–	–	–	エーザイ, 第一三共, 大日本印刷
		–	–	–	–	–	–
	建石良介	–	–	–	アストラゼネカ	–	–
		–	–	–	–	–	–
	田中 篤	–	–	–	アッヴィ, グラクソ・スミスクライン, 興和	–	–
		–	–	–	–	–	–
	田中真二	–	–	–	アストラゼネカ	–	–
		–	–	–	–	–	–
	徳重克年	–	–	–	–	–	ノボ ノルディスクファーマ
		アッヴィ, 塩野義製薬, 住友ファーマ, 大鵬薬品工業	–	–	–	–	–
	原田憲一	–	–	–	–	–	–
		–	–	–	–	–	–
	村上卓道	–	–	–	–	–	HACARUS, フィリップス・ジャパン
		ゲルベ・ジャパン, シーメンスヘルスケア, 社会医療法人社団正峰会, 日本メジフィジックス	GE ヘルスケア・ジャパン, キヤノンメディカルシステムズ	–	–	–	–
作成協力者	平松直樹	–	–	–	–	–	–
		–	–	–	–	–	–
	浅岡良成	–	–	–	エーザイ	–	–
		–	–	–	–	–	–
	内野康志	–	–	–	–	–	–
		–	–	–	–	–	–
	金子 俊	–	–	–	–	–	–
		–	–	–	–	–	–
	小木曽智美	–	–	–	–	–	–
		–	–	–	–	–	–
	近藤孝行	–	–	–	–	–	–
		–	–	–	–	–	–
	阪森亮太郎	–	–	–	–	–	–
		–	–	–	–	–	–
	玉城信治	–	–	–	–	–	–
		–	–	–	–	–	–
	中塚拓馬	–	–	–	–	–	–
		–	–	–	–	–	–
	吉村かおり	–	–	–	–	–	–
		–	–	–	–	–	–

目　次

概　要

A. 肝生検を行う意義の概要

- びまん性肝疾患は，病歴，身体所見，血液検査，画像検査により診断にいたることは多いが，複数の原因疾患が併存する症例では，肝生検においてのみ診断が可能となる（図1）．診断においては病理所見と臨床情報を踏まえて判断されるべきであり，内科医と病理医との連携が重要である．

- 適応を慎重に評価し，適切な手順を踏めば，肝生検による合併症のリスクは高くないが，基礎疾患や全身状態によっては致命的な合併症を発症することがあるため，リスクの低い検査から実施し，その結果を評価したうえで，リスク・ベネフィットを考慮し，肝生検の実施を決定する必要がある．

- 肝線維化は原因疾患に関係なく，合併症，肝癌の発症，肝臓関連死亡の予測因子であるため，肝生検あるいは非侵襲的検査により線維化の程度を評価することは極めて重要である．線維化の評価は非侵襲的検査に置き換わりつつあるが，複数の検査結果が一致しない場合には，肝生検が考慮される．

- 病理学的見地からは線維化のパターンは疾患を特徴づける所見として重要である．また，線維化のみならず，炎症，変性/壊死などの所見を評価することで，病態の進行性や活動性

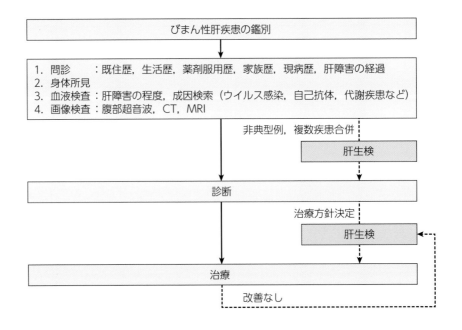

図1　びまん性肝疾患の鑑別

を判定することができ，また疾患特異的な病理所見の評価により予後予測が可能となる．

● 結節性病変に対する腫瘍生検は，総合画像診断では評価困難な場合や，非ウイルス性または正常肝に生じた場合に考慮される．病理診断による診断確定の利点に加え，遺伝子解析による治療方針の決定支援にも意義がある．

● 肝腫瘍に対する薬物療法を行う際の治療方針決定の参考として肝腫瘍生検を行う場合がある．がんゲノム医療や，免疫チェックポイント阻害薬のバイオマーカーとして，腫瘍組織所見の重要性が高まっていることから，最適治療法の選択のために肝腫瘍生検を施行する事例が，今後増加する可能性が高い．

B. 肝生検手技の安全性の概要

適応と禁忌

- 禁忌事項の有無などを確認したうえで，リスク・ベネフィットについて十分に検討したうえで適切なインフォームド・コンセントのもとで検査が行われるべきである．
- 出血性素因のある患者，抗血小板薬・抗凝固薬内服中の患者，人工透析中の患者，悪性リンパ腫の患者は出血のリスクが高いため，より慎重に適応を判断する．
- 「医療事故の再発防止に向けた提言　第 11 号」において，「肝生検に係る死亡事例の分析」の対象となった 10 例中，7 例は抗血栓薬を内服しており，6 例は主診療科と肝生検を施行する診療科が異なっており，5 例はリスク要因が重なりやすい悪性リンパ腫の診断目的で肝生検が行われていた．
- 侵襲性の低い検査を行ったあとに，禁忌事項の有無を確認したうえで，診断が治療に活かされる全身状態であるかどうかも含めてリスク・ベネフィットについて十分に検討し，肝生検の適応を判断する．

出血のリスク

- 経皮的肝生検の前には抗血小板薬・抗凝固薬は休薬する必要があるため，休薬した場合のリスクを事前に適切に評価する必要がある．
- 血小板や凝固因子の補充をしても PT-INR＞1.5 または血小板＜5 万/μL の場合は経皮的な肝生検の延期や中止を検討し，代替手技として経静脈的肝生検を考慮する．

合併症と対策

- 主診療科医師，看護師，薬剤師，出血時の対応にあたる医師が連携して対応できる体制を構築することが推奨される．
- 適切な太さの針と適切な穿刺回数を決定したあとに，肝生検を行う際はバイタルサインを確認しながら，腹部超音波や CT 検査を用いて，穿刺経路の安全性を確認し，生検後の出血などの合併症の有無を確認することが推奨される．
- 生検後はベッド上で被験者の安静を保ち，腹腔内出血，気胸，肝被膜下出血，遅発性の出血などの合併症を念頭に置き，バイタルサインや症状（腹痛，悪心・嘔吐，発熱，不穏）のモニタリングを行うことが望ましい．
- 肝生検は，生検後出血に対してインターベンショナル・ラジオロジーでの止血や外科的な止血術などの緊急対応が行える体制で行う．
- 合併症が疑われる場合には速やかに検査を追加して，合併症の有無を確認する．特に出血が疑われる場合には腹部超音波や造影 CT などの画像検査を行い，状況に応じて速やかにインターベンショナル・ラジオロジーでの止血や外科的な止血術を検討する．

C. 各種疾患における肝生検の適応の概要

	診断・治療方針決定における肝生検の意義
共通	• 複数の肝疾患が合併している可能性がある場合，病態把握・鑑別診断のために肝生検は有用であり，治療方針の決定に影響する．
C型肝炎	• 典型的な症例では，確定診断のための肝生検は必須ではない． • 肝線維化の評価は，非侵襲的検査によりある程度は代用可能であるが，肝線維化や炎症の正確な評価のためには，肝生検が有用である． • ALT正常例に対する抗ウイルス治療を考慮する際には，肝線維化の評価が有用である．
B型肝炎	• 典型的な症例では，確定診断のための肝生検は必須ではない． • 肝線維化の評価は，非侵襲的検査によりある程度は代用可能であるが，肝線維化や炎症の正確な評価のためには，肝生検が有用である． • ALT，HBV DNAに基づく治療適応基準に該当しない症例においても，肝生検による肝線維化や炎症の正確な判定により，治療適応となる場合がある．
MASLD/MASH（NAFLD/NASH）	• MASLD（NAFLD）全例を肝生検するのは不可能であるが，線維化症例，MASH（NASH）は積極的な薬物治療の適応となるため，MASH（NASH）または線維化が疑われる症例が肝生検のよい適応である． • 肝生検により，正確な線維化・脂肪沈着（他の検査によりある程度代用可能），炎症・風船様変性の有無が判断でき，MASH/MASL（NASH/NAFL）の鑑別ができる． • 自己免疫性肝炎など他疾患の鑑別が難しい症例において，肝生検は有用である．
AIH	• ①AST・ALT優位の肝障害，②肝障害を説明できる明確な成因がない，③抗核抗体陽性あるいはIgG上昇の3項目を満たした場合，AIHを疑い肝生検による確定診断を行う． • AIHの治療前に肝生検による確定診断を行う． • 非定型的自己免疫性肝疾患（AIH-PBC/AIH-PSC overlap）の診断には，肝生検が有用である． • 急性肝障害で重症化ないし急性肝不全への進展が懸念される症例で，血清学的に明確な成因が存在しない場合，肝生検によりAIHの診断にいたる症例がある．そのような症例では，免疫抑制治療の適応となるため，肝生検が有用である．
PBC・PSC	• 血清学的および画像的検査で典型的な症例の確定診断には，肝生検は必須ではない． • 非定型的自己免疫性肝疾患（AIH-PBC/AIH-PSC Overlap）の診断には，肝生検が有用である． • 治療方針決定のため病期診断を行う場合には肝生検が考慮される．
アルコール性肝障害	• 典型的な症例では，肝生検を考慮しなくてもよい． • 肝生検は，アルコール性肝炎などの病型診断や，正確な肝線維化の評価に有用である． • 正確な肝線維化の評価は，患者指導や予後予測に有用である． • アルコール性肝炎において，肝病理所見は，治療方針の決定ならびに治療反応性や予後の予測に有用である．

	診断・治療方針決定における肝生検の意義
薬物性肝障害	・薬物性肝障害の診断のためには，肝生検は必須ではない. ・肝生検による病型評価が確定診断の補助になる可能性がある. ・薬物性が疑われる重症肝障害に対してステロイドなどの免疫抑制療法を行う前には，AIH や感染症に関連した肝障害など他疾患との鑑別を行う必要があり，肝生検が推奨される.
原因不明肝障害	・原因不明肝障害では生検により自己免疫性肝疾患，ヘモクロマトーシスやアミロイドーシス，糖原病など特異的な治療にいたる可能性があり，肝生検が有用である. ・原因不明肝硬変の多くは，burn-out NASH が原因と考えられているが，自己免疫性肝疾患などとの鑑別に肝生検が有用な可能性がある.
小児の原因不明肝障害	・小児期発症の肝疾患は，網羅すべき疾患は多岐にわたるため，原因不明な場合，病態把握，鑑別診断，確定診断に肝生検は有用である. ・確定診断により，診療・治療方針を決定することができる. また，確定診断にいたらない場合でも，病態を把握することが可能でその後の方針を計画できる.
肝腫瘍生検	・可能な限り CT・MRI などの画像所見で鑑別診断を行うが，非典型的な画像所見を呈する場合には鑑別するために肝腫瘍生検も考慮される. ・播種リスクがあるため，切除適応のある肝悪性腫瘍に対しては，肝腫瘍生検は原則不要である. 治療方針決定のために必須な場合においてのみ，肝腫瘍生検を検討する. ・腫瘍の悪性度などの詳細な組織学的評価，がん遺伝子パネルや分子標的治療薬の選択のために必要なゲノム情報の評価において，肝腫瘍生検は有用である.
肝移植関連	・ドナー候補の肝生検，拒絶反応の診断を含めた移植後のフォローアップ肝生検があるが，専門性が高い分野であるため今回の指針には含まない

第1章

肝生検を行う意義

A. 肝生検の必要性

　肝生検は肝組織の一部を採取し病理学的検討を行うことで，臨床に有益な情報を得る検査手法である．一般的には超音波ガイド下で行われることが多いが，腹腔鏡下，経静脈的に行われることもある[1]．肝生検は侵襲的な検査方法であり，施行に際しては付随する合併症リスクに見合った病理診断ができるよう熟練した臨床医，病理医が揃っている必要がある．近年，肝疾患の診断および病態の把握に用いられる血液検査方法やモダリティの開発が進んでおり，また肝生検のリスクと限界も鑑み，肝生検の一部は非侵襲的検査で置き換わりつつある．また，肝結節性病変に対する画像診断も進歩し，ウイルス性肝炎・肝硬変を背景にしたハイリスク患者からの典型的な肝細胞癌は，組織学的診断目的の腫瘍生検を必要としない．しかし，いまだ肝生検が第一選択の診断・評価法とする肝疾患は多く，特に非ウイルス性肝炎・正常肝を背景にした非定型肝細胞癌症例や複数の肝疾患の併存が疑われる症例，また非侵襲的検査で得られた線維化の程度と臨床症状との間に乖離がみられる症例では生検が正確な診断・評価法である．

　肝生検は疾患の病態精査のアプローチとして施行され，確定診断，病期診断，治療適応の判断，病態の経過モニタリング，予後の予測に意義がある．びまん性肝疾患に対する肝生検の目的として，①診断（併存疾患の有無を含む），②予後評価（活動度，病期分類を含む），③治療方針の決定支援の3つの役割がある[1]．その他，肝移植関連として，ドナー候補の肝生検，拒絶反応の診断を含めた移植後のフォローアップ肝生検があるが，専門性が高い分野であるため今回の指針には含まない．肝結節性病変に対しては診断目的の生検に加え，近年，ゲノム診療用の遺伝子解析目的での腫瘍生検が個別化医療に使用される場合がある．

　適応を慎重に評価し，適切な手順を踏めば，肝生検による合併症のリスクは高くないが，「肝生検に係る死亡事例の分析」[2]にあるように，症例の基礎疾患や全身状態によっては致命的な合併症を発症することがある．したがって，リスクの低い検査から実施し，その結果を評価したうえで，リスク・ベネフィットを考慮し，肝生検の実施を決定する必要がある（図1）．

I. 診断

　肝障害，肝腫瘍の診断においては，まず病歴，身体所見，血液検査，画像検査を検討する．薬物性肝障害，アルコール性肝障害（ALD）や非アルコール性脂肪性肝疾患（MASLD（NAFLD））では生活歴や画像所見から，ウイルス性肝炎，自己免疫性肝炎（AIH），原発性胆汁性胆管炎（PBC）では血液検査により診断にいたることは多い．しかしながら，複数の原因が存在する症例も存在し，また原因精査に難渋する症例も少なくない．いかなる組み合わせでも疾患が併存する症例は珍しくなく，そのような症例では肝生検ではじめて overlap の診断が可能となる[1,3,4]．各疾患においても自己抗体の有無が診断を困難にさせる非定型例があり，抗核抗体陽性の MASLD（NAFLD），ミトコンドリア抗体陰性の PBC，抗核抗体陰性の AIH（特に急性肝炎期症例）は肝生

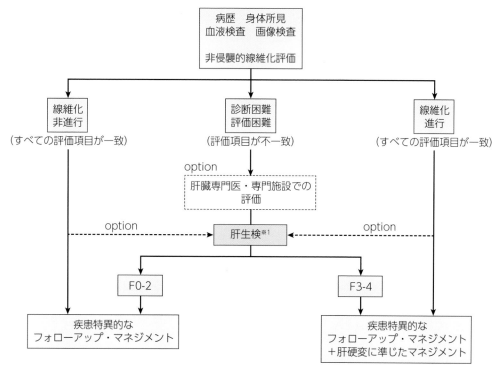

※1：肝生検施行におけるリスク評価を十分に行う

図1　肝線維化ステージを診断するためのフローチャート

検による診断および病態の把握が重要である．特に急性肝炎例では生検のタイミングは難しいが，原因究明のためにはステロイドなどの治療前での肝生検施行が重要である．

　肝門部大型胆管〜肝外胆管を病変の主座とする PSC や IgG4 関連硬化性胆管炎の症例では，非特異的な所見ではあるが，末梢小型胆管病変，慢性胆汁うっ滞，IgG4 陽性形質細胞浸潤を肝生検で捉えることができ，診断の一助となる．近年，免疫チェックポイント阻害薬による免疫関連有害事象の肝生検がなされ，その肝組織像についても明らかになりつつある．さらにアミロイドーシスや肉芽腫性疾患などの全身性疾患で，診断価値の高い特徴的な所見を肝生検で確認することができる症例もある[1]．小児例のみならず原因不明の慢性肝疾患を有する AYA 世代患者で，ウィルソン病，α_1-アンチトリプシン病，グリコーゲン貯蔵病，チロシン血症，ニーマンピック病などの遺伝性疾患が肝生検で診断できる症例がある[1]．診断においては病理所見と臨床情報を踏まえて判断されるべきであり，主診療科と病理医との連携が重要である[5,6]．

　肝腫瘍の鑑別診断について，ウイルス性肝炎・肝硬変を背景に生じた 2 cm 以上の病変においては，造影 CT，MRI を中心とした総合画像診断で多くの場合は診断可能である．そのため，腫瘍生検は画像検査のみでは評価困難な場合，または非ウイルス性肝炎・正常肝を背景に生じた腫瘍性病変の場合に考慮される．詳細については，「肝癌診療ガイドライン」[7]を参照されたい．実臨床では腫瘍生検による播種のリスクはゼロでないため，画像所見で悪性腫瘍が疑われ，外

科的切除の適応がある結節は腫瘍生検せずに切除されるが，外科的切除の適応がない結節に対しては腫瘍針生検にて組織型を確認する場合がある．また，画像所見で良性腫瘍が疑われ，治療の適応がない結節は，良性であることの確認のために腫瘍生検が必要な場合がある．

Ⅱ．病期診断・予後予測

　病理学的に線維化の程度を分類するシステムが構築され[8]，疾患による差異はあるものの，小葉のひずみを伴う架橋形成や肝硬変は線維化進行例と定義される[9]．慢性肝疾患の原因にかかわらず，肝線維化の程度は合併症，肝癌の発症など肝臓関連死の予測因子であるため，線維化の程度を評価することは臨床的に極めて重要である．C 型肝炎においては，肝硬変でも少ない副作用で 95％以上の症例が治癒するため，治療の適応を判断するための肝生検は必須ではない[10, 11]．抗ウイルス療法の進歩により肝炎ウイルス制御は可能になったが，C 型肝炎ウイルス排除例やB 型肝炎ウイルス増殖制御例においても，肝線維化進行例では肝発癌や門脈圧亢進症を背景とした肝関連合併症のリスクがあるため，線維化を評価したうえで慎重に経過をみる必要がある．近年 MASLD（NAFLD）の予後に関しても MASH（NASH）の有無よりも肝線維化の程度のほうが重要であることが明らかにされた[12, 13]．

　肝生検による線維化の直接的な評価は長らく標準検査として使用され，新犬山分類のような活動度・病期分類が汎用されてきたが，線維化の評価に限ると非侵襲性のバイオマーカーやモダリティによる評価に置き換わりつつある．非侵襲的な検査は肝生検より安価で安全であり，繰り返し評価することで病期の進行をモニターできるため，実臨床で活用されている[5]．しかし，非侵襲的線維化評価においては，血液検査，肝弾性度検査のいずれにおいても，疾患ごとに最適識別値が異なることに注意を要する[6]．また，非侵襲的検査においては，線維化進行例の識別値と線維化軽度例の識別値の 2 つが設定されることが多く，その中間値の場合には病期診断ができないため，肝生検が考慮される．加えて，複数施行した非侵襲的検査の結果が一致しない場合，臨床経過と矛盾点がある場合，非侵襲的検査を施行することが困難な場合においては，病期を診断するための肝生検が考慮される．

　一方，病理学的見地からは線維化のパターンも注目すべき所見であり，門脈域/門脈域周囲の線維化，中心静脈周囲/肝細胞周囲の線維化，インターフェイス肝炎を伴わない門脈域の線維性拡大などは疾患を特徴づける所見として重要である．肝線維化は病的な肝組織像を構成する所見のひとつに過ぎず，炎症，変性/壊死などの他の所見とともに疾患の病態を形成する．たとえば，門脈域炎，インターフェイス肝炎，小葉内炎症などの壊死炎症性変化も同時に肝生検にて評価することで，線維化が現在進行中で悪化し続ける可能性があるのか，もしくは疾患の活動性が減弱/消失し線維化が軽減しつつあるのかを判定することができ，予後予測が可能となる．また，PBC の新病期分類（Nakanuma 分類）[14, 15] では，病期を規定する因子として線維化に加えて胆管消失や慢性胆汁うっ滞（オルセイン陽性顆粒）も含まれており，前硬変肝状態でも肝不全をきたす症例の予測に有用である．MASLD（NAFLD）の治療薬の開発試験のほとんどは，肝生検による組織学的評価を効果判定として採用している[16]．

Ⅲ．治療選択における展望

　治療の観点からも肝生検が有用な場合がある．AIH 患者の疾患モニタリングとして，門脈域の形質細胞浸潤の程度やインターフェイス肝炎の有無は，再発予測，ステロイド用量の調整，免疫抑制薬の中止の判定に使われる[17]．また，ウルソデオキシコール酸治療の効果が乏しい PBC 進行例では，肝移植適応などの判定のために肝生検が施行される[18]．複数の肝疾患が併存する症例では，肝生検にて個々の疾患の病態を把握することが，治療方針の選択に重要である．

　肝腫瘍生検に関しては，薬物療法（抗がん薬治療）を行う際の治療方針決定のために生検を行う場合がある．特に外科的切除の適応がなく薬物療法の適応となる症例では，基本的な組織診断に加えて，①神経内分泌腫瘍では異型度や Ki-67 指数による悪性度評価[19]，②腺癌における原発巣推定（肝内胆管癌または他臓器からの肝転移），③MSI，NTRK 融合遺伝子検査，④がん遺伝子パネル検査を目的として腫瘍生検が行われ，治療方針が決定される．がんゲノム医療や，免疫チェックポイント阻害薬のバイオマーカーとして，腫瘍組織所見の重要性が高まっていることから，最適治療法の選択のために肝腫瘍生検を施行する事例が，今後増加する可能性が高い．

Ⅳ．肝生検の課題

　肝生検にはいくつかの課題がある．病変の分布が不均一な疾患では，肝生検検体が必ずしも病変全体を代表するものではないことがあり[20]，肝生検所見のみでは肝疾患病態の全貌を明らかにすることが困難なこともある[8, 21]．注意すべき課題は合併症であり，0.6％に出血[22]，0.1％未満であるがまれに死亡例もある[2]．また，肝生検のコストは安価とはいえない[23, 24]．これらの課題を十分理解し，リスク・ベネフィットを考慮し，協議のうえでの施行が望まれる．

文献

1) Rockey DC, Caldwell SH, Goodman ZD, et al. Liver biopsy. Hepatology 2009; **49**: 1017-1044.
2) 医療事故調査・支援センター．肝生検に係る死亡事例の分析．医療事故の再発防止に向けた提言　第 11 号，2020.
3) Zein CO, Angulo P, Lindor KD. When is liver biopsy needed in the diagnosis of primary biliary cirrhosis? Clin Gastroenterol Hepatol 2003; **1**: 89-95.
4) Czaja AJ, Carpenter HA. Optimizing diagnosis from the medical liver biopsy. Clin Gastroenterol Hepatol 2007; **5**: 898-907.
5) Tapper EB, Lok AS. Use of liver imaging and biopsy in clinical practice. N Engl J Med 2017; **377**: 756-768.
6) Patel K, Sebastiani G. Limitations of non-invasive tests for assessment of liver fibrosis. JHEP Rep 2020; **2**: 100067.
7) 日本肝臓学会．肝癌診療ガイドライン，2021.
8) Group TFMCS. Intraobserver and interobserver variations in liver biopsy interpretation in patients with chronic hepatitis C. The French METAVIR Cooperative Study Group. Hepatology 1994; **20** (1 Pt 1): 15-20.
9) Brunt EM, Janney CG, Di Bisceglie AM, et al. Nonalcoholic steatohepatitis: a proposal for grading and

staging the histological lesions. Am J Gastroenterol 1999; **94**: 2467-2474.

10）Curry MP, O'Leary JG, Bzowej N, et al. Sofosbuvir and velpatasvir for HCV in patients with decompensated cirrhosis. N Engl J Med 2015; **373**: 2618-2628.

11）Panel A-IHG. Hepatitis C Guidance 2018 Update: AASLD-IDSA Recommendations for Testing, Managing, and Treating Hepatitis C Virus Infection. Clin Infect Dis 2018; **67**: 1477-1492.

12）Angulo P, Kleiner DE, Dam-Larsen S, et al. Liver fibrosis, but no other histologic features, is associated with long-term outcomes of patients with nonalcoholic fatty liver disease. Gastroenterology 2015; **149**: 389-397 e10.

13）Hagström H, Nasr P, Ekstedt M, et al. Fibrosis stage but not NASH predicts mortality and time to development of severe liver disease in biopsy-proven NAFLD. J Hepatol 2017; **67**: 1265-1273.

14）Nakanuma Y, Zen Y, Harada K, et al. Application of a new histological staging and grading system for primary biliary cirrhosis to liver biopsy specimens: Interobserver agreement. Pathol Int 2010; **60**: 167-174.

15）厚生労働省難治性疾患克服研究事業「難治性の肝・胆道疾患に関する調査研究」班. 原発性胆汁性肝硬変（PBC）の診療ガイドライン（2017 年），2017.

16）Sanyal AJ, Friedman SL, McCullough AJ, Dimick-Santos L. Challenges and opportunities in drug and biomarker development for nonalcoholic steatohepatitis: findings and recommendations from an American Association for the Study of Liver Diseases-U.S. Food and Drug Administration Joint Workshop. Hepatology 2015; **61**: 1392-1405.

17）Czaja AJ, Freese DK. Diagnosis and treatment of autoimmune hepatitis. Hepatology 2002; **36**: 479-497.

18）Corpechot C, Carrat F, Bahr A, et al. The effect of ursodeoxycholic acid therapy on the natural course of primary biliary cirrhosis. Gastroenterology 2005; **128**: 297-303.

19）Kimstra DS. Hepatic neuroendocrine neoplasma. Board WCoTE, ed, WHO Classification of Tumours. Digestive System Tumours, 5th Ed, Lyon; IARC, 2019: p.263-264.

20）Bravo AA, Sheth SG, Chopra S. Liver biopsy. N Engl J Med 2001; **344**: 495-500.

21）Colloredo G, Guido M, Sonzogni A, Leandro G. Impact of liver biopsy size on histological evaluation of chronic viral hepatitis: the smaller the sample, the milder the disease. J Hepatol 2003; **39**: 239-244.

22）Seeff LB, Everson GT, Morgan TR, et al. Complication rate of percutaneous liver biopsies among persons with advanced chronic liver disease in the HALT-C trial. Clin Gastroenterol Hepatol 2010; **8**: 877-883.

23）Tapper EB, Sengupta N, Hunink MG, et al. Cost-effective evaluation of nonalcoholic fatty liver disease with NAFLD Fibrosis Score and vibration controlled transient elastography. Am J Gastroenterol 2015; **110**: 1298-1304.

24）Tapper EB, Hunink MG, Afdhal NH, et al. Cost-effectiveness analysis: risk stratification of nonalcoholic fatty liver disease（NAFLD）by the primary care physician using the NAFLD Fibrosis Score. PLoS One 2016; **11**: e0147237.

B. 肝生検に代わる非侵襲的評価法

Ⅰ. 非侵襲的評価法の概要

　肝生検の代替として，複数の血液生化学的検査などを組み合わせたスコアリングシステムや，肝硬度を評価する画像診断が非侵襲的な評価法として用いられる．単一の血液検査である肝線維化関連マーカーも慢性肝疾患の進展評価に用いられる．また，肝内脂肪の非侵襲的定量的評価を目的に腹部超音波や MRI を用いた方法が開発されている．

　非侵襲的評価法は，肝内の炎症など肝線維化以外の様々な要因の影響を受ける可能性があるため[1]，最終的な評価は，合併疾患ならびに他の血液検査や画像検査の結果を踏まえて，総合的に判断される必要がある．

Ⅱ. 非侵襲的評価の方法

A) 肝線維化評価のためのスコアリングシステム

　一般に利用可能な血液バイオマーカーによる肝線維化評価のための代表的なスコアリングシステムとその構成因子の一覧を表 1 に示す．また，公表されているスコアリングシステムの計

表 1　肝線維化評価のためのスコアリングシステム

	年齢	性別	Plt	AST	ALT	γGTP	T-Bil	PT	Alb	HA	P-Ⅲ-P	T-Cho	尿素	Hp	α₂M	TIMP-1	γG	ApoA1	BMI	FBS/DM
Fibro test	○	○				○	○								○			○		
FibroMeter	○		○	○				○		○			○		○					
C 型肝硬変の判別式		↑(男)	↓								↑						↑			
FIB-4	↑		↓	↑	↓															
APRI			↓	↑																
NAFLD score	↑		↓	↑	↓				↓										↑	↑(有)
Hepascore	↓	↑(男)				↓	↑			↑					↑					
ELF score	○									○	○					○				
Simplified ELF score										○	○					○				
Forns index	↑		↓									↓								
Age-platelet index	↑		↓																	
Fibro index			↓	↑													↑			
GUCI			↓	↑				↓												
Lok index			↓	↑	↓			↓												

↑：正に相関，↓：負に相関，○：数式が公表されていない
Plt：血小板，HA：ヒアルロン酸，T-Cho：総コレステロール，Hp：ハプトグロビン，α₂M：α₂- マクログロブリン，γG：γグロブリン

表2　肝線維化評価のためのスコアリングシステムの計算式

C型肝硬変の判別式	$0.124 \times \gamma$グロブリン（%）$+ 0.001 \times$ヒアルロン酸（μg/L）$- 0.413 \times$性別係数（男性$= 1$，女性$= 2$）$- 0.075 \times$血小板数（万/μL）$- 2.005$
FIB-4	（年齢$\times$AST（IU/L））/〔血小板（万/μL）$\times \sqrt{}$ALT（IU/L）〕
APRI	〔AST/upper limit normal AST（IU/L）/（血小板 10^9/L）〕$\times 100$
NAFLD score	$- 1.675 + 0.037 \times$年齢$+ 0.094 \times$BMI$+ 1.13 \times$IFG/DM（yes $= 1$, no $= 0$）$+ 0.99 \times$AST/ALT$- 0.013 \times$血小板数（万/μL）$- 0.66 \times$アルブミン
Hepascore	$y = \exp$〔$- 4.185818 - (0.0249 \times$年齢$) + (0.7464 \times$性別係数（男性$= 1$，女性$= 0$））$+ (1.0039 \times \alpha_2$マクログロブリン（g/L））$+ (0.0302 \times$ヒアルロン酸（$\mu$g/L）$+ (0.0691 \times$ビリルビン（$\mu$mol/L））$- 0.0012 \times \gamma$GTP（IU/L）〕 Hepascore $= y/(1+y)$
Forns index	$7.811 - 3.131 \times \ln$血小板数（万/μL）$+0.781 \times \ln \gamma$GTP（IU/L）$+3.647 \times \ln$年齢$- 0.014 \times$コレステロール（mg/dL）
Age-platelet index	年齢：$< 30 = 0$，$30\sim39 = 1$，$40\sim49 = 2$，$50\sim59 = 3$，$60\sim69 = 4$，$> 70 = 5$ 血小板数（万/μL）：$\geqq 22.5 = 0$，$20.0\sim22.4 = 1$，$17.5\sim19.9 = 2$，$15.0\sim17.4 = 3$，$12.5\sim14.9 = 4$，$< 12.5 = 5$
FibroIndex	$1.738 - 0.064 \times$血小板数（10^4/mm^3）$+0.005 \times$AST（IU/L）$+0.463 \times \gamma$グロブリン（g/dL）
GUCI	AST（IU/L）$\times$PT-INR$\times 100$/血小板数（万/μL）
Lok index	log odds $= - 5.56 - 0.0089 \times$血小板数（10^3/mm^3）$+1.26 \times$AST/ALT$+5.27 \times$PT-INR Lok index $= \exp$（log odds）/（$1+\exp$（log odds））

[Yoshiji H, et al. J Gastroenterol 2021; 56: 593-619.[2]および Yoshiji H, et al. Hepatol Res 2021; 51: 725-749.[3]より作成]

算式を表2に示す[2,3]．個々の症例において，合併疾患などにより異常値をきたす因子を含む場合，スコアリングシステムの値は信頼度が低く，利用すべきではない．

B）画像診断による肝硬度評価法

画像診断による肝硬度評価法には，主に腹部超音波ならびにMRIが用いられる．外部から肝臓に圧迫や振動を加えることにより生じる組織の変形や弾性波の速度から肝硬度を測定する手法をelastographyという．超音波を用いたelastographyには，肝臓への圧迫によるひずみや変位を計測するstrain imagingと剪断波速度を計測するshear wave imagingがある．shear wave imagingには，transient elastography（TE）とacoustic radiation force impulse（ARFI）があり，さらにARFIにはpoint shear wave elastography（p-SWE）と2-D shear wave elastography（2D-SWE）がある．MRIを用いたelastographyには，剪断波の波長と振幅から硬さ（弾性率）を算出するMR elastography（MRE）がある．

画像診断による肝硬度評価法のそれぞれの特性を表3に示す[4]．TEは肝硬度測定において標準的な位置づけであるが[4]，専用機器が必要である．ARFIは関心領域（region of interest：ROI）を選択することが可能であり，MREは肝臓の広い領域を対象に評価できることが特徴である．

C）肝線維化関連マーカー

肝線維化に伴って肝臓に沈着した成分のうち，血液検査で定量可能な線維成分やその断片が

表3　慢性肝疾患患者に対する肝硬度評価法の特徴

使用機器	超音波検査			MRI 検査
	transient elastography (TE)	ARFI		MR elastography
肝硬度測定法		p-SWE	2D-SWE	
汎用性	○	×	×	×
機器の実装可否	× （専用機器が必要）	○	○	○
ROI の選択	×	○	○	肝臓全体を評価
肝硬変に対する正確性	○	○	○	○
腹水・肥満症例	×	○	○	○
検査時間の短さ	○	○	○	×

[European Association for Study of Liver; Asociacion Latinoamericana para el Estudio del Higado. J Hepatol 2015; 63: 237-264.[4] より作成]

肝線維化関連マーカーとして利用されている．現在，保険収載されている肝線維化関連マーカーは，Ⅲ型プロコラーゲン N 末端ペプチド（P-Ⅲ-P），Ⅳ型コラーゲン，Ⅳ型コラーゲン 7s，ヒアルロン酸，Mac-2 binding protein glycosylation isomer（M2BPGi），オートタキシンおよび ELF スコアである．

D）肝内脂肪の非侵襲的定量的評価方法

　MASLD（NAFLD）を含め肝内脂肪の評価のゴールドスタンダードは肝生検であるが，超音波やMRI を用いた非侵襲的評価法が開発されている．超音波による肝内脂肪の定量的評価方法にはcontrolled attenuation parameter（CAP），attenuation imaging（ATI），attenuation coefficient（ATT），ultrasound-guided attenuation parameter（UGAP）があり，いずれも脂肪化により超音波が減衰する原理を応用した測定法である．MRI による肝内脂肪の定量的評価方法には，MR spectroscopy（MRS）と proton density fat fraction（PDFF）がある．いずれのモダリティも脂肪化 5％以上の脂肪肝の拾い上げに用いられる．

Ⅲ．非侵襲的評価法の利点

　非侵襲的評価法は反復して行うことが可能であり，自然経過のモニタリングに適している．血液バイオマーカーによるスコアリングシステムは，適用性が高く再現性に優れており，高度線維化症例，あるいは線維化がないかごく軽度の症例の抽出に有用である[5]．TE を用いた肝臓の弾性測定は，スコアリングシステムと異なり肝臓を直接的に評価するものであるが[6]，迅速かつ安全であり，習得が容易な評価法であるため，広く利用されている．

Ⅳ．非侵襲的評価法の問題点

　全般に，非侵襲的評価法は肝線維化の評価には有用であるが，疾患の診断には適さない．ま

た，いずれの非侵襲的評価法においても肝線維化の軽度から中等度の線維化の判別は困難である．さらに成因によってカットオフ値が異なることにも注意が必要である．

　血液バイオマーカーによるスコアリングシステムは，各項目を組み合わせた計算式から算出された値であり，肝線維化を直接反映しているものではない．それぞれのパラメーターは，肝内の炎症など肝線維化以外の様々な要因で変動しうるため，算出値を総合的に解釈する必要がある．

　TE は，腹水症例や肥満症例，肋間からのエコーウインドウが狭い症例では診断能が低下する[7]．また，TE の測定値は肝内の炎症[8~10]や肝うっ血[11]により上昇する．ARFI（p-SWE/2D-SWE）は，測定部位（ROI）をリアルタイムに確認できることから，腹水が存在していても評価可能であり，TE の問題点を一部カバーするが，その信頼性は十分に検証されていない[4]．また，MRE は，体型や術者の技量によらず肝臓全体として評価可能であるが，利便性が低くコストが高いことから日常診療で多用されるにはいたっていない．

　肝線維化関連マーカーは，肝線維化以外の影響を受けることがある．ヒアルロン酸は食事や加齢の影響を受けやすく，関節リウマチや強皮症でも上昇する．P-Ⅲ-P は肝内炎症や肝癌に伴い高値を示し，肺線維症や糸球体腎炎，腎不全でも上昇する．Ⅳ型コラーゲンは肺線維症や糖尿病，腎機能障害などでも上昇する．

　非侵襲的評価法は，治療後あるいは治療中の経時的変化のモニタリングに有用であるが，非侵襲的評価法によって推定された肝線維化の変化がどの程度実際の組織学的変化を反映しているかについては実証されていないため，その評価には総合的な判断が必要である．また，抗ウイルス療法による肝内の炎症の鎮静化が非侵襲的評価法の測定値に影響することを考慮する必要がある．

【肝生検に代わる非侵襲的評価法：Summary】

- 肝生検は肝線維化や肝内脂肪の評価におけるゴールドスタンダードであるが，侵襲性やコストなどの問題があるため，非侵襲的な評価法が用いられる．
- 非侵襲的評価法は，肝硬変の有無の鑑別に有用だが，軽度から中等度までの肝線維化の判別は困難である．成因によってカットオフ値が異なり，また肝内の炎症など肝線維化以外の様々な要因の影響を受けるため，最終的な評価は総合的に判断される必要がある．
- 非侵襲的評価法は反復して行うことが可能であるため，自然経過，治療後あるいは治療中の肝線維化や肝内脂肪の経時的変化のモニタリングに有用である．
- 血液バイオマーカーによるスコアリングシステムは，高度線維化，あるいは線維化が軽度の症例の抽出に有用である．個々の症例において，合併疾患などにより異常値をきたす因子を含むスコアリングシステムは利用すべきではない．
- 画像診断による肝硬度評価法では，超音波や MRI を用いた elastography が有用である．各々の特徴を理解し，患者の病態や状況に応じて検査法を選択することが望ましい．

文献

1）Rockey DC. Noninvasive assessment of liver fibrosis and portal hypertension with transient elastography. Gastroenterology 2008; **134**: 8-14.

2）Yoshiji H, Nagoshi S, Akahane T, et al. Evidence-based clinical practice guidelines for Liver Cirrhosis 2020. J Gastroenterol 2021; **56**: 593-619.

3）Yoshiji H, Nagoshi S, Akahane T, et al. Evidence-based clinical practice guidelines for liver cirrhosis 2020. Hepatol Res 2021; **51**: 725-749.

4）European Association for Study of Liver; Asociacion Latinoamericana para el Estudio del Higado. EASL-ALEH Clinical Practice Guidelines: Non-invasive tests for evaluation of liver disease severity and prognosis. J Hepatol 2015; **63**: 237-264.

5）Rockey DC, Bissell DM. Noninvasive measures of liver fibrosis. Hepatology 2006; **43** (2 Suppl 1): S113-S120.

6）Ziol M, Handra-Luca A, Kettaneh A, et al. Noninvasive assessment of liver fibrosis by measurement of stiffness in patients with chronic hepatitis C. Hepatology 2005; **41**: 48-54.

7）Sandrin L, Fourquet B, Hasquenoph JM, et al. Transient elastography: a new noninvasive method for assessment of hepatic fibrosis. Ultrasound Med Biol 2003; **29**: 1705-1713.

8）Coco B, Oliveri F, Maina AM, et al. Transient elastography: a new surrogate marker of liver fibrosis influenced by major changes of transaminases. J Viral Hepat 2007; **14**: 360-369.

9）Sagir A, Erhardt A, Schmitt M, Häussinger D. Transient elastography is unreliable for detection of cirrhosis in patients with acute liver damage. Hepatology 2008; **47**: 592-595.

10）Arena U, Vizzutti F, Corti G, et al. Acute viral hepatitis increases liver stiffness values measured by transient elastography. Hepatology 2008; **47**: 380-384.

11）Millonig G, Friedrich S, Adolf S, et al. Liver stiffness is directly influenced by central venous pressure. J Hepatol 2010; **52**: 206-210.

第2章

肝生検の安全性

A. 適応と禁忌

　　肝生検は，肝疾患の診断および進行度や治療効果の評価のみならず，肝腫瘍の質的診断のために行われる検査である．また，近年の著しいゲノム医療の発展により組織の採取は臨床において今後よりいっそうその必要性が増すことが予想される．早期に病気の原因を究明することによって患者の生命予後の改善につながることが期待されるが，侵襲的な検査であり，非常にまれではあるが出血や他臓器損傷により死亡にいたる可能性がある[1,2]．「医療事故の再発防止に向けた提言　第 11 号」において，「肝生検に係る死亡事例の分析」の対象となった 10 例中，7 例は抗血栓薬を内服しており，6 例は主診療科と肝生検を施行する診療科が異なっており，5 例はリスク要因が重なりやすい悪性リンパ腫の診断目的で肝生検が行われていた．そのため，肝生検の適応や合併症などのリスクについて十分に理解し，患者への適切なインフォームド・コンセントのもとで検査が行われるべきであり，悪性リンパ腫の患者は出血のリスクが高いため，より慎重に適応を判断する．本項では肝生検の適応と禁忌について服薬調整も含めて概説する．

Ⅰ. 適応

　　一般に生検は，より侵襲性の低い検査を行ったあとにその適応を判断する必要がある．また，全体の治療計画のなかで，診断を確定することがその後の治療に活かされる全身状態であるかどうかなども含めて，肝生検のリスク・ベネフィットについて十分に検討する必要がある[1,3~5]．
　　肝生検の適応としては，急性または慢性肝疾患の病態解明と診断，または肝疾患の活動性・進行度・治療後の評価のために行われる背景肝生検と，肝内の腫瘍性病変の診断を目的とした腫瘍生検に大別される[2~5]．病変が不均一な分布の疾患の場合は，肝生検検体が必ずしも病変を代表するものではないことがあり[6~10]，必要に応じて再度の生検が必要になることも常に念頭に置く必要がある．さらに肝細胞癌の腫瘍生検では，約 2 ％で播種が発生すると報告されており[10,11]，十分なインフォームド・コンセントが必要である．

Ⅱ. 禁忌

　　肝生検の手技としては超音波ガイドや CT ガイドなどを用いて行う経皮的な肝生検が一般的であるが，それ以外に経静脈的肝生検や開腹/腹腔鏡下に行う肝生検がある．
　　今回は，一般的な経皮的肝生検の禁忌事項例を表 1 に示す[1~5]．
　　経静脈的肝生検は，出血性素因のある疾患，抗血小板薬・抗凝固薬投与中で休薬が困難な症例や腹水貯留などの経皮的肝生検不適応とされる症例でも行われる手技である[12]．また，安全な穿刺経路が確保できない症例や経皮的肝生検では診断が不十分な症例などでは開腹/腹腔鏡下肝生検も行われており[4,5]，これらの生検については手技に熟知した医師と十分な協議のうえで実

表1　肝生検の禁忌

[絶対的禁忌]
- 出血性素因のある疾患（血小板や凝固因子の補充をしても PT-INR ＞ 1.5 または血小板数 ＜ 5 万/μL）
- 重篤な呼吸循環不全を伴ったもの
- 抗血小板薬・抗凝固薬投与中で休薬が困難な症例
- 検査に対する協力やインフォームド・コンセントが得られない場合
- 安全な穿刺経路が確保できない症例

[相対的禁忌]
- 高度の貧血
- 超肥満
- 腹水
- 高度の肝外胆道閉塞
- 血友病
- 血管腫などの血管性腫瘍の疑い
- 肝内包虫症（エキノコッカス）の疑い
- アミロイドーシス疑い
- 腹膜炎・胸膜炎・胆管炎の合併例
- 輸血用血液が入手不能

[文献 1 〜 5 より作成]

施されるべきである[1]．

　禁忌事項として人工透析を含めなかったが，「医療事故の再発防止に向けた提言　第11号」において人工透析中の患者は肝生検後の出血リスクが高いことが明記されており[1]，より慎重に適応を検討する必要がある．

Ⅲ．服薬調整

　一般的に経皮的肝生検は出血の高リスク群に分類され，休薬期間に関する施設間での差はあるものの，抗血小板薬・抗凝固薬は休薬をする必要がある．また，EPA 製剤に関しても休薬が必要であり，EPA 製剤はサプリメントに含まれていることがあるため注意が必要である．休薬期間は周術期管理薬として各病院での休薬期間を遵守することとする．また，抗血小板薬・抗凝固薬の休薬の前にその投与目的を確認し，中止時の血栓症などのリスクを評価することは必須であり，循環器内科や脳神経内科など当該診療科と協議を行う必要がある[1,13〜19]．

【肝生検の適応と禁忌：Summary】
- 肝生検は侵襲的検査であるため，適応や合併症などのリスクについて，患者への適切なインフォームド・コンセントのもとで検査が行われるべきである．
- 侵襲性の低い検査を行ったあとに，禁忌事項の有無を確認したうえで，診断が治療に活かされる全身状態であるかどうかも含めてリスク・ベネフィットについて十分に検討し，肝生検の適応を判断すべきである．
- 経皮的肝生検に際して，抗血小板薬・抗凝固薬は休薬をする必要がある．休薬前にその投与目的を確認し，処方診療科と協議するなど，中止時の血栓症などのリスクを評価することは必須である．

文献

1）医療事故調査・支援センター．肝生検に係る死亡事例の分析．医療事故の再発防止に向けた提言 第 11 号，2020.

2）Rockey DC. Noninvasive assessment of liver fibrosis and portal hypertension with transient elastography. Gastroenterology 2008; **134**: 8-14.

3）Bravo AA, Sheth SG, Chopra S. Liver biopsy. N Engl J Med 2001; **344**: 495-500.

4）Grant A, Neuberger J. Guidelines on the use of liver biopsy in clinical practice. British Society of Gastroenterology. Gut 1999; **45** (Suppl 4): IV1-IV11.

5）Neuberger J, Patel J, Caldwell H, et al. Guidelines on the use of liver biopsy in clinical practice from the British Society of Gastroenterology, the Royal College of Radiologists and the Royal College of Pathology. Gut 2020; **69**: 1382-1403.

6）Regev A, Berho M, Jeffers LJ, et al. Sampling error and intraobserver variation in liver biopsy in patients with chronic HCV infection. Am J Gastroenterol 2002; **97**: 2614-2618.

7）Poniachik J, Bernstein DE, Reddy KR, et al. The role of laparoscopy in the diagnosis of cirrhosis. Gastrointest Endosc 1996; **43**: 568-571.

8）Bedossa P, Dargère D, Paradis V. Sampling variability of liver fibrosis in chronic hepatitis C. Hepatology 2003; **38**: 1449-1457.

9）Buscarini L, Fornari F, Bolondi L, et al. Ultrasound-guided fine-needle biopsy of focal liver lesions: techniques, diagnostic accuracy and complications: a retrospective study on 2091 biopsies. J Hepatol 1990; **11**: 344-348.

10）Durand F, Regimbeau JM, Belghiti J, et al. Assessment of the benefits and risks of percutaneous biopsy before surgical resection of hepatocellular carcinoma. J Hepatol 2001; **35**: 254-258.

11）Silva MA, Hegab B, Hyde C, et al. Needle track seeding following biopsy of liver lesions in the diagnosis of hepatocellular cancer: a systematic review and meta-analysis. Gut 2008; **57**: 1592-1596.

12）Kalambokis G, Manousou P, Vibhakorn S, et al. Transjugular liver biopsy--indications, adequacy, quality of specimens, and complications--a systematic review. J Hepatol 2007; **47**: 284-294.

13）日本循環器病学会．循環器疾患における抗凝固・抗血小板療法に関するガイドライン，2008.

14）日本循環器学会/日本不整脈心電学会合同ガイドライン．不整脈治療ガイドライン 2020 年改訂版，2020.

15）日本脳卒中ガイドライン委員会．脳卒中治療ガイドライン 2015，2019.

16）日本消化器内視鏡学会．抗血栓薬服用者に対する消化器内視鏡診療ガイドライン，2012.

17）日本手術医学会．手術医療の実践ガイドライン，第 3 版，2020.

18）Heidbuchel H, Verhamme P, Alings M, et al. Updated European Heart Rhythm Association practical guide on the use of non-vitamin-K antagonist anticoagulants in patients with non-valvular atrial fibrillation: Executive summary. Eur Heart J 2017; **38**: 2137-2149.

19）Heidbuchel H, Verhamme P, Alings M, et al. European Heart Rhythm Association Practical Guide on the use of new oral anticoagulants in patients with non-valvular atrial fibrillation. Europace 2013; **15**: 625-651.

B. 手技（エコー下，腹腔鏡下，経静脈的）

I. 生検を行う環境

　被検者，生検術者・介助者，その他，生検にかかわる看護師や検査技師が入れる十分なスペースを確保する．バイタルサインモニター，酸素，急変時に使用する救急カートを準備しておく．その他，アプローチ方法によって必要な超音波や透視などの準備を行う．前投薬や急変時の輸液・薬剤投与に備え末梢静脈ルートを確保する．検査中は，血圧，脈拍，経皮的動脈血酸素飽和度（SpO$_2$）などバイタルサインのモニタリングを行う．生検後，被験者の状態を観察する必要があるため，スタッフが十分揃っている日勤帯に施行することが望ましい．経験の少ない術者では経験豊富な術者に比べ，肝生検による合併症が多いとの報告もあり[1]，経験の少ない術者単独での実施は避けるべきである．

II. 生検のアプローチ方法と手技

　肝生検のアプローチには主に，経皮，経静脈，腹腔鏡下がある．また，特殊なアプローチとして開腹，超音波内視鏡ガイド下がある．本指針では，主なアプローチ方法である経皮，経静脈，腹腔鏡下について記載する．

A）経皮

　肝生検の最も一般的なアプローチ方法は経皮である．経皮アプローチには，①触打診によるブラインド生検，②超音波で生検部位を確認後，マーキングを行い，リアルタイムでは超音波で観察せず生検を行う超音波補助下生検，③リアルタイム超音波ガイド下生検がある．生検針の先端を確認しながら，抜針後の状況も確認できるリアルタイム超音波ガイド下生検が，安全性の観点から推奨される．リアルタイム超音波ガイドには，穿刺専用プローブまたは穿刺用アタッチメント，滅菌されたプローブまたは清潔なプローブカバーなどが必要となり，これらが使用できない環境においては，超音波補助下での生検も許容される．ただし，超音波補助下で行った場合でも，生検後，超音波で肝周囲や腹腔内の観察を行うことが必須である．ブラインドでの肝生検は，超音波を使用した場合と比較して合併症が多いとの報告がある[2]．ブラインドと超音波を使用した場合とで合併症の頻度に差はないとする報告もあるが[3]，本邦では超音波装置が広く普及しており，超音波を実施しやすい環境にあるため，ブラインドでの生検は推奨しない．

　以下，リアルタイム超音波ガイド下生検の手順について記載する．被検者の体位は，背景肝生検では通常仰臥位，腫瘍生検では腫瘍の局在によって最適な体位を選択する．穿刺経路としては右肋間からと肋弓下からとの2つがある．穿刺部位を決定する際には，穿刺経路の肋間，

腹壁，肝表および肝内を超音波で観察し，肺や消化管，胆嚢などの他臓器や肝内の脈管が穿刺経路にないか，通常のBモードに加えカラードプラ法でも確認する．背景肝生検ではできるだけ肝内に太い脈管のない領域を選択する．穿刺部位が決定したら，皮膚の局所麻酔を行う．その後小さな皮膚切開を入れる．超音波ガイド下で肝表にも局所麻酔を行う．生検針の先端を超音波ガイド下で確認しながら肝内へ穿刺する（図1）．背景肝生検では針を深く入れ過ぎないように注意し，肝表から1cmほど穿刺し組織を採取する．自動カッティング針は生検の際，先端から約2cm程度針先が飛び出すため，針の先端より深部にも脈管や他臓器がないことを確認する必要がある．呼吸を停止させて穿刺する方法と停止させない方法があり，術者の慣れた方法でよいが，穿刺時と組織採取時の呼吸相が異なっていた場合，組織採取時に生検針に不必要な力が加わり，生検針が後方に押され十分な組織長が得られない場合があり，注意が必要である．腫瘍生検の場合には，正確に標的病変を穿刺する必要があるため，ガイド針を用いるのもよい．肝腫瘍性病変の診断では，癌部と非癌部の比較が重要であるため，腫瘍の手前から癌部と非癌部の両方が検体中に含まれるように採取する．診断に必要な十分な長さの検体が採取されているか肉眼的に確認する．組織採取後，抜針したら肝表およびモリソン窩など腹腔内を観察し，出血を示唆するエコーフリースペースが出現していないか観察する．また，穿刺経路をドプラで観察し，穿刺経路から肝表へ向かう直線状のドプラがないか確認する．さらに胆道出血の際には胆嚢内に高輝度の液体貯留像がみられる場合があるため，胆嚢も観察する．ただし，造影エコー後はドプラで血流評価ができなくなることに注意を要する．

B）経静脈

凝固異常など肝生検による出血リスクがあり，経皮アプローチが適応外の場合には経静脈アプローチが考慮される．経静脈アプローチには経頸静脈と経大腿静脈がある．経大腿静脈アプローチは，経頸静脈アプローチが困難な場合に選択されることが多い．経静脈では，経皮の場合より細い18〜19Gを使用するため可能であれば複数本の採取が望ましい[4]．背景肝生検のみ

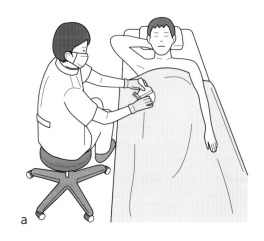
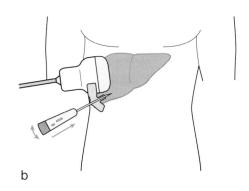

図1　リアルタイム超音波ガイド下生検
　a：全体像
　b：穿刺方法（イメージ）

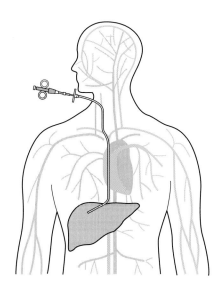

図2　経頸静脈アプローチ

に用いることができ，原理的に腫瘍生検は困難である．

　経頸静脈アプローチ（図2）では，右内頸静脈を超音波ガイド下に穿刺し，Seldinger法でイントロデューサーシースを上大静脈内に留置する．軽度屈曲したカテーテルを右肝静脈内に進め，透視にて確認したあと，ガイドワイヤーを右肝静脈内に挿入し，カテーテルを抜去する．スティッフィングカニュラにストレートカテーテルを挿入したものをガイドワイヤーに沿わせて右肝静脈内に挿入し，カテーテルとガイドワイヤーを抜去する．カニュラ内に生検針を挿入し，カニュラの先端を腹側の肝実質に押しつける．吸気息止め下に生検針を肝内に進めて組織採取を行う．

C) 腹腔鏡下

　直視下に組織採取が可能であり，止血操作を行うこともできるため，経静脈アプローチ同様，凝固異常の症例などで選択される．

　腹腔鏡検査は病理診断に相当する肝の表面を肉眼的に観察でき，色調や微細な構造物を直接みることができる検査である．肝生検におけるメリットとしては肝臓全体の肉眼的形態評価により診断が補われること，生検後の止血確認と止血操作ができることもあげられる．しかしながら，腹腔鏡検査の侵襲性と偶発症のリスク，検査手技の習熟に時間がかかるなどの理由から近年は検査頻度が減少している．通常は局所麻酔で行われ，適宜静脈注射・筋肉注射での鎮痛薬が使用される．気腹針から腹腔内に空気（炭酸ガスなど）を注入し，十分に気腹したうえで，臍の2横指左側，2横指頭側のあたりからトラカールを挿入する．トラカールから腹腔鏡を挿入し，肝臓と周囲臓器を観察したうえで，右葉で厚みのある部位から針生検を行う．生検後は止血処置を行い，止血確認後トラカールより腹腔鏡を抜去し，脱気し1〜2針の縫合ののちに検査を終了する．

Ⅲ．生検後のモニタリング

　　生検後はベッド上で被検者の安静を保ち，バイタルサインのモニタリングを行う．血圧低下や頻脈がみられた場合には，出血の可能性を考慮し，血液検査や腹部超音波検査を行う．SpO_2の低下がみられた場合には気胸の可能性を考慮する．生検後に被検者が疼痛を訴えることは多くなく，腹痛を訴えた場合には出血した血液による腹膜刺激症状の可能性がある．腹痛は必ずしも穿刺した部位とは限らず，下腹部痛など穿刺部位と離れた場所の場合もある．また，肩の痛みを訴えた場合には，肝被膜下出血による放散痛の可能性がある．

Ⅳ．生検針の選択

　　生検針には大きく分けて，吸引針とカッティング針がある．68,276 回の肝生検の検討では，カッティング針（0.3 ％）が吸引針（0.1 ％）に比べ合併症率が高かったと報告されている [5]．一方，1,192 回の肝生検をランダムに吸引針とカッティング針に割り付けた報告では，カッティング針のほうが十分な組織量が採取でき，合併症率は吸引針と変わらなかった [6]．また，肝生検 923 検体の検討では，カッティング針のほうが吸引針より十分な組織量が採取され，組織の断片化も吸引針よりカッティング針のほうが少ないと報告されている [7]．診断能の高いカッティング針が推奨されるが，術者の使い慣れた針を選択するのがよい．生検後，針の外筒を抜去したあと，内筒から穿刺経路の肝内にゼラチンスポンジなどの止血剤を入れる方法もある（plugged liver biopsy）[8]．

Ⅴ．針の太さと生検回数

　　経皮背景肝生検では 16 G で 1 本の採取が一般的である．18 G では，16 G と比較し診断能が下がる可能性があるが [9,10]，出血のリスクが懸念される場合には 18 G で採取してもよい．経皮腫瘍生検では，20 G など背景肝生検より細い針で採取することが多い．

【肝生検の手技：Summary】
- 肝生検の経験が少ない術者が単独で検査を実施することは避けるべきである．
- 経皮的肝生検においては，検査後に腹腔内，穿刺経路，胆囊を観察し，出血がないか確認する．
- 凝固異常など肝生検による出血リスクがある場合には，経静脈アプローチも考慮する．
- 腹腔鏡下肝生検は，肝表面の肉眼的形態評価が可能であり，生検後の止血操作ができる利点があるが，侵襲性や手技の習熟に時間がかかるなどの理由から近年は施行可能な施設が減少している．
- 生検後はベッド上で被検者の安静を保ち，腹腔内出血，気胸，肝被膜下出血などの合併症を念頭に置き，バイタルサインや症状のモニタリングを行う．

文献

1) Gilmore IT, Burroughs A, Murray-Lyon IM, et al. Indications, methods, and outcomes of percutaneous liver biopsy in England and Wales: an audit by the British Society of Gastroenterology and the Royal College of Physicians of London. Gut 1995; **36**: 437-441.

2) Lindor KD, Bru C, Jorgensen RA, et al. The role of ultrasonography and automatic-needle biopsy in outpatient percutaneous liver biopsy. Hepatology 1996; **23**: 1079-1083.

3) Akkan Cetinkaya Z, Sezikli M, Güzelbulut F, et al. Liver biopsy: ultrasonography guidance is not superior to the blind method. J Gastrointestin Liver Dis 2010; **19**: 49-52.

4) Vibhakorn S, Cholongitas E, Kalambokis G, et al. A comparison of four- versus three-pass transjugular biopsy using a 19-G Tru-Cut needle and a randomized study using a cassette to prevent biopsy fragmentation. Cardiovasc Intervent Radiol 2009; **32**: 508-513.

5) Piccinino F, Sagnelli E, Pasquale G, Giusti G. Complications following percutaneous liver biopsy: a multicentre retrospective study on 68,276 biopsies. J Hepatol 1986; **2**: 165-173.

6) Colombo M, Del Ninno E, de Franchis R, et al. Ultrasound-assisted percutaneous liver biopsy: superiority of the Tru-Cut over the Menghini needle for diagnosis of cirrhosis. Gastroenterology 1988; **95**: 487-489.

7) Sherman KE, Goodman ZD, Sullivan ST, Faris-Young S. Liver biopsy in cirrhotic patients. Am J Gastroenterol 2007; **102**: 789-793.

8) Zins M, Vilgrain V, Gayno S, et al. US-guided percutaneous liver biopsy with plugging of the needle track: a prospective study in 72 high-risk patients. Radiology 1992; **184**: 841-843.

9) Tublin ME, Blair R, Martin J, et al. Prospective study of the impact of liver biopsy core size on specimen adequacy and procedural complications. AJR Am J Roentgenol 2018; **210**: 183-188.

10) Palmer T, Georgiades I, Treanor D, et al. Improved tissue sections for medical liver biopsies: a comparison of 16 vs 18 g biopsy needles using digital pathology. J Clin Pathol 2014; **67**: 415-419.

C. 病理学的な必要条件

　　肝臓の病理診断は，門脈域，中心静脈，肝小葉の 3 つの成分のバランスを確認することがまず基本となる．たとえば，線維化が目立つ症例では，門脈域と中心静脈間の距離が短くなり，肝小葉構築の改変が生じ偽小葉を形成する．腫瘍性病変では，小葉が病変に占拠されるため，既存の門脈域や中心静脈の構築が欠如する．つまり，病理診断を行ううえで，門脈域，中心静脈，肝小葉の 3 つの成分が十分含まれていることが，適正な病理診断を行ううえで必要となる．

　　肝生検が必要となる疾患には，大きく分けて腫瘍性，非腫瘍性がある．診断の鍵となる病理像は疾患の種類により異なるため，より的確な病理診断を行うために診断に適した肝生検検体を採取する必要がある．

Ⅰ. 診断に必要な組織所見

　　肝生検診断において，門脈域，中心静脈，肝小葉の 3 つの成分のバランスを確認することが一番重要である．そのため，針の太さよりも検体の長さのほうが重要である．つまり，太くて短い肝生検検体よりも細くて長い肝生検検体のほうが病理診断には望ましい．一般的に評価可能な門脈域が少なくとも 6〜8 個以上[1] もしくは 11 個以上[2,3] 含まれた 1.5 cm 以上の長さの肝組織が適正な肝生検検体と考えられる．肝生検検体が断片化してしまうと，肝小葉構築の評価が困難になるため，生検検体をホルマリン固定して病理診断に出す際には検体の取り扱いに注意が必要である．また，肝被膜直下や大型の門脈域周囲には正常でも線維化を認めるため，これらの領域を避けることが望ましい．

A) 非腫瘍性病変

　　肝臓の非腫瘍性病変は，大きく肝炎と胆道疾患に分類される．いずれの疾患においても，線維化の評価は病期判定に重要である．そのため，前述したように被膜下や大型門脈域を含む生検は望ましくない．また，線維化が進行した肝生検検体は線維化の影響で検体が断片化しやすいことを念頭に置くことが重要である．

　　肝炎の場合には，炎症の主座の同定が etiology の判別に重要になる[4] ため，門脈域，中心静脈，肝小葉の 3 つの成分が十分に含まれた検体を採取することは，正確な病理診断につながる[3]．

　　胆道系疾患の場合には，胆管を十分に評価するため[4] に門脈域が十分含まれた肝生検検体が望ましい．

B) 腫瘍性病変

　　肝臓の腫瘍性病変は，大きく分けて原発性肝腫瘍と転移性肝腫瘍に分類され，原発性肝腫瘍はさらに肝細胞癌，胆管細胞癌，混合型肝癌に細分類される．一般的に原発性肝腫瘍は慢性肝

疾患を背景に生じることが多いのに対し，転移性肝腫瘍は正常肝に生じる．しかしながら，近年非ウイルス性肝炎・正常肝を背景にした発癌例も増加していることから，非腫瘍部の組織も同時に採取し検索することは非常に重要である．同様に，肝細胞癌，特に早期肝細胞癌の病理診断においても非腫瘍部の組織採取は重要である．なぜならば，早期肝細胞癌は細胞構造異型に乏しく，細胞密度の増加が診断の一助になるため，非腫瘍部と腫瘍部との対比が重要になってくる[5]．非腫瘍部の肝生検を採取する場合には，可能であれば非腫瘍部は腫瘍部から離れた位置から採取するのが望ましい．その理由として，腫瘍部辺縁肝組織は腫瘍による圧排で肝細胞索配列の乱れを呈するなどの二次的な変化をきたしやすいことがあげられる．腫瘍本体のサンプリングの場所も重要である．腹部画像上，壊死や出血の部位を避け，viable な腫瘍細胞がある部位から検体を採取することが診断確定につながる．典型像でない場所を狙って生検することが望ましい．

　肝（腫瘍）生検における出血や播種の可能性もあるため，生検を行う際にはその適応と意義について臨床的に十分検討することが重要である[6]．

【病理学的な必要条件：Summary】

- 病理診断を行ううえで，門脈域，中心静脈，肝小葉の 3 つの成分が十分含まれていることが，適正な病理診断を行ううえで必要である．
- 非腫瘍性病変の肝生検においては，評価可能な門脈域が少なくとも 6～11 個以上含まれた 1.5cm 以上の長さの肝組織が適正な肝生検検体である．肝被膜直下や大型の門脈域周囲には正常でも線維化を認めるため，これらの領域を避けることが望ましい．
- 腫瘍性病変の生検においては，背景肝を評価するため，また非腫瘍部と腫瘍部を対比するために，非腫瘍部の組織も採取することが望ましい．

文献

1) Bravo AA, Sheth SG, Chopra S. Liver biopsy. N Engl J Med 2001; **344**: 495-500.
2) Crawford AR, Lin XZ, Crawford JM. The normal adult human liver biopsy: a quantitative reference standard. Hepatology 1998; **28**: 323-331.
3) Colloredo G, Guido M, Sonzogni A, Leandro G. Impact of liver biopsy size on histological evaluation of chronic viral hepatitis: the smaller the sample, the milder the disease. J Hepatol 2003; **39**: 239-244.
4) Czaja AJ, Carpenter HA. Optimizing diagnosis from the medical liver biopsy. Clin Gastroenterol Hepatol 2007; **5**: 898-907.
5) Kojiro M, Roskams T. Early hepatocellular carcinoma and dysplastic nodules. Semin Liver Dis 2005; **25**: 133-142.
6) Rockey DC, Caldwell SH, Goodman ZD, et al. Liver biopsy. Hepatology 2009; **49**: 1017-1044.

D. 合併症と対策

　超音波装置などの進歩に伴い，穿刺に伴う偶発症の減少が期待されるが，肝臓組織を採取する過程において，合併症はある一定の確率で起こる．そのため，肝生検を行う場合，特に出血リスクが高い患者では，主診療科医師，看護師，薬剤師で情報共有をすることに加えて，肝生検を施行する診療科の医師だけでなく，出血時の対応にあたる医師も含めて連携して対応できる体制が構築されているかを確認し，マニュアル整備をすることが重要である．さらに検査中および検査後に偶発症が起こっていないかのチェックが必要であり，何らかの偶発症が起こった場合には速やかに対応できる体勢を整えておかなければならない．基本的に入院管理下で行われるべき検査ではあるが，外来にて肝生検を実施する施設もあり[1]，そのような場合では，死亡リスクも含めた合併症について外来管理におけるリスクを含めてインフォームド・コンセントを行ったうえで実施すべきである[2]．

Ⅰ. 合併症

　合併症の 60％が術後約 2 時間以内に起こり，96％の合併症は 24 時間以内に起こるとされている[3]．しかし，時には生検 1〜2 週間後に仮性動脈瘤形成による遅発性の出血を生じることがあり，留意が必要である[4,5]．また，生検後は 48 時間程度の安静を指示することも重要である[6]．
　経皮的肝生検の合併症の報告は軽症のものを含めると約 6％程度，重篤な合併症の頻度は 0.43〜0.78％となっており，死亡率は 0〜0.5％と様々な報告があるが，教科書的には 0.1％程度である[6-13]．米国肝臓学会（AASLD）の Position Paper では重篤な出血は 0.01〜0.04％に出現するとされる[7]．生検の 2〜4 時間後には肝内血腫は超音波にて約 2％で認められる[14]と報告されているが，血腫は最初の 24〜48 時間程度は等エコーのままであり超音波では認識できない可能性があり，注意が必要である[15]．また，疼痛は 30％程度，迷走神経反射は 3％，subclinical な出血（被膜下出血）は 23％，胆道出血は 0.05％，他臓器穿刺は 0.1〜0.01％と報告されている[11]．成人に対する 7,493 例の経静脈的肝生検では 6.7％に合併症が認められ，重篤な合併症は 0.5％に報告され，出血などの重篤な合併症は 0.2％，死亡率は 0.09％（腹腔内出血 0.06％，心室性不整脈 0.03％）と報告されている[16]．一方で，腫瘍生検における肝細胞癌の播種のリスクは約 2％と報告されている[17,18]．

Ⅱ. 対策

A) 出血に対する対策（生検実施前）

　抗血小板薬・抗凝固薬を内服している患者では，適切に内服状況を確認する必要があり，可能であれば薬剤師などの他職種と連携を行い，サプリメントも含めた内服薬の調整を行う．休

薬期間に関しては各病院の規定に従い，抗血小板薬・抗凝固薬の中止のリスクについては循環器内科や脳神経内科など，当該診療科と十分に協議をしたうえで評価を行う[19～25]．なお，何らかの理由で適切に薬剤調整が行えなかった場合は肝生検の延期や中止を検討する．

　血液凝固能に異常がある場合は，血小板や新鮮凍結血漿輸血を適切に行う必要がある．また，「待機的な観血的手技を予定している慢性肝疾患患者における血小板減少症の改善」にはルストロンボパグが2015年9月より保険適用となっており，多くの有効性が報告されている[26,27]．しかし，Child-Pugh C の肝硬変患者には禁忌であり，血栓症の既往がある患者や門脈血流が逆流している患者では血栓症の出現や増悪するリスクがあるため，使用前には門脈血行動態を含めた肝機能を評価すべきである．加えて，2023年3月よりアバトロンボパグも保険適用となった．

　上記に従って休薬や輸血などを行っても，必ずしも安全性が担保される訳ではなく，「医療事故の再発防止に向けた提言　第11号」（表1）においても血小板減少や血液凝固能に異常がある患者，抗血栓薬内服中の患者の出血リスクが高いことが明記されており[2]，肝生検後の合併症の出現には，よりいっそうの注意が必要である．

表1　肝生検に係る死亡事例の分析

<対象事例の特徴>
　対象事例10例を検討した結果，以下の共通した特徴があった．
・7例は，抗血栓薬（抗凝固薬・抗血小板薬）を内服していた．
・6例は，主診療科と肝生検を施行する診療科が異なっていた．
・5例は，悪性リンパ腫の診断目的で肝生検が行われていた．

【肝生検適応の検討】
提言1：血小板減少や血液凝固能に異常がある患者，抗血栓薬内服中の患者，人工透析中の患者では，肝生検後の出血リスクが高いため，より慎重に適応を検討する．

【出血に備えてリスクを減らす】
提言2：出血リスクの高い患者では，肝生検前に原因に応じた対策をとることが望ましい．
①抗血栓薬を内服している患者では，病態に応じた休薬の判断および休薬した場合のリスクについて検討する．
②血小板減少や血液凝固能に異常がある患者では，肝生検の延期や中止を考慮する．施行せざるを得ないときには，可能な限り血小板輸血や新鮮凍結血漿（FFP）輸血を行い，血小板数や血液凝固能の改善を図る．

【肝生検の手技】
提言3：肝内の太い血管や胆管の穿刺による合併症や，他臓器の誤穿刺などによる出血リスクを軽減するためには，腹部超音波ガイド下で実施することが望ましい．出血リスクの高い患者では，できる限り細い生検針を使用し，穿刺回数を少なくする．

【肝生検後の観察】
提言4：肝生検後の腹痛，嘔気・嘔吐，発熱，不穏などの症状は，出血が原因である可能性を考える．中でも，腹痛は血液による腹膜刺激症状や肝被膜下出血による腹膜の伸展に伴うものがあり，画像診断を含めて積極的な対応を検討する．遅発性の出血を認めることもあるため，患者の状態に応じて，腹部超音波などで出血の有無を確認することが望ましい．

【出血時の対応】
提言5：出血の状態に応じて，保存的治療のみならず，動脈塞栓術やラジオ波焼灼術などのインターベンショナルラジオロジー（IVR）での止血を検討する．止血が困難な場合は，速やかに外科的な止血術を検討する．

【肝生検における連携体制】
提言6：肝生検を行う患者，特に出血リスクが高い患者では，肝生検の適応から肝生検後の患者管理まで，主診療科医師だけでなく，肝生検を施行する診療科や他科も含めて患者に関わる多職種の医療従事者が連携して対応する体制を構築する．

［医療事故調査・支援センター．肝生検に係る死亡事例の分析．医療事故の再発防止に向けた提言　第11号，2020.[2] より引用］

B) 出血に対する対策（生検実施中）

　経皮的肝生検は，一般的に腹部超音波ガイド下で行うことが望ましいとされる[2,6]．腹部超音波を用いることによって，他臓器の誤穿刺を回避することができるだけではなく，超音波で描出可能な肝内門脈・静脈枝・胆管やカラードプラ法で描出可能な動脈を含めた細かな脈管を避けて生検を実施することが可能となり，より安全に生検が行える．また，肝生検直後の出血の有無を確認することができるため，生検後は出血のモニターにも有用である[2]．また，CTガイドや造影超音波を併用することにより，より正確な肝生検が行える[6]．

　一方，出血リスクを考えるうえでは生検針の選択と穿刺回数は重要である．通常は14〜20Gの生検針が用いられるが，背景肝生検では肝臓の組織構築をみるために16G前後の針を用いて1回生検を行い，腫瘍生検では18G前後の針を用いて1回または複数回の生検が行われることが多い[2,6]．患者の出血リスクを考慮し，より細い針で少ない穿刺回数で行う必要がある．腫瘍生検においては，より細い21Gの吸引細胞針で組織を採取することも選択肢となる[28]．また，複数回の穿刺を行う場合や出血リスクがやや高めの患者には外套を併用することによりゼラチンスポンジなどを用いて穿刺経路を塞栓することも可能である[6,29]．

　また当然ではあるが，肝生検を実施する際は血圧や酸素飽和度などのバイタルを計測しながら患者の全身状態の把握に努める．

C) 出血に対する対策（生検実施後）

　生検針を抜いた直後に，腹部超音波を用いてカラードプラ法で穿刺経路の血流シグナルがないかどうかを確認し，さらに肝表，モリソン窩の液体貯留の所見であるエコーフリースペースがないかを確認することは非常に重要である[2,3]．また，まれではあるが胆道出血をきたす可能性があり，胆道出血に伴い胆嚢内に血液の貯留がないかを確認することも大事である[30,31]．出血直後の血液は高エコー所見を呈することがあり，出血がわかりにくいこともあるため，少し時間を置いてから再度，腹部超音波で確認することも検討する必要がある．

　最も重要なことは術後のバイタルチェックと状態観察であり，出血を示唆する所見としては，血圧低下，頻脈，腹痛，腹部膨満，悪心・嘔吐，発熱，不穏などの所見があげられ，なかでも腹痛は，腹膜刺激症状や，肝被膜の伸展，胆道出血による胆管内圧上昇などによるものが原因と考えられるため出血を念頭に置き対応する必要がある[2]．血圧低下や腹部膨満を認めている場合はすでに出血性ショックとなっている可能性が高く，まずは血液循環を保つ治療が優先される．

　出血が疑われる場合には血液検査などによりHbおよびHtの値によって貧血の進行を確認し，輸血などの保存的治療を開始する．また，出血の状況に応じて速やかに造影CT検査を行い，出血の程度や造影剤の血管外漏出所見の有無を評価したあとに動脈塞栓術やラジオ波焼灼術などのインターベンショナル・ラジオロジー（IVR）での止血を検討し，IVRでの止血が困難な場合には，速やかに外科的な止血術を検討する．このため，肝生検は，生検後出血に対してインターベンショナル・ラジオロジーでの止血や外科的な止血術などの緊急対応が行える体制で行う．

　遅発性の出血などですでに抗凝固薬を再開している場合などには，ヘパリンに対してはプロタミン硫酸塩，ダビガトランにはイダルシズマブ，ワルファリンカリウムにはビタミンKなどの抗凝固作用を中和する薬剤の投与を検討することが望まれる．

D）疼痛に対する対策

処置の前に具体的な処置の方法を患者に説明し，患者の処置に対する不安を取り除き，特に生検針による肝臓の穿刺時，および組織採取時には疼痛や大きな音が出るため，直前にきちんと説明することは重要である．そのうえで適切な鎮静薬と鎮痛薬の投与および十分な局所麻酔を行うことにより，疼痛や不安の除去に務めることが肝要である．特に小児の肝生検時には十分な鎮静により体動を抑制することは安全な肝生検の実施には不可欠である．

肝生検後の疼痛に関しては出血の徴候である可能性があり，鎮痛薬のみで経過観察するのではなく，適宜腹部超音波などの画像検査を追加する．

E）薬剤アレルギーに対する対策

忘れてはならないのが，鎮痛薬，鎮静薬，局所麻酔薬による薬剤アレルギーやそれぞれの薬剤の禁忌事項である．アレルギー歴などはもちろん，各種薬剤の禁忌事項については必ず検査前に問診をし，薬剤師や看護師との連携をとることが重要である．薬剤アレルギーに関しては，処置中のバイタルサインや患者の症状や状態に十分に注意を払い，アレルギーが起こった場合は適切な対応をとれる体勢を整えておくことが肝要である．

F）感染に対する対策

肝生検時の予防的抗菌薬投与は必須ではないとされているが，感染症の合併が疑われた場合は速やかに抗菌薬を投与することが推奨される．

G）肝内血管短絡路に対する対策

穿刺に伴う肝内血管短絡路の合併症は，腹部超音波によるカラードプラ法や造影CTなどで偶発的に発見されることが多い．門脈静脈短絡路は大きな問題となることは少ないが，動脈門脈短絡路を形成した場合には門脈圧亢進症を呈する可能性があり，早期の塞栓術などを検討する必要がある．そのため，肝生検後のカラードプラ法も含めた超音波による観察は重要である．

H）気胸・血胸に対する対策

肋間からの肝生検を実施する際には，常に胸腔と肋間動脈および内胸動脈の解剖学的位置を意識する必要がある．右肋間からの穿刺時は少なからず胸腔を介した穿刺になることは念頭に置き，腹部超音波において吸気時に肺がどこまで降りてくるかは確認することは重要である[6]．また，「医療事故の再発防止に向けた提言　第12号」において「胸腔穿刺に係る死亡事例の分析」が行われており，肋間動脈は，肋間静脈および神経とともに肋骨の下縁にある肋骨溝内を走行する．肋骨角より背側寄りでは肋間隙を走行し，下肢が肋間隙を前下方に向かって走行するため肋骨角より背側寄りでは肋間動脈損傷リスクが高くなると記述されている．そのため，肋間からの穿刺の際は肋骨の下縁の穿刺や背側からの穿刺を避けるように心がける．胸腔への出血は致命的な大量出血にいたる可能性もあり，速やかに塞栓術を行うべきである．また，気胸が出現した場合には胸腔ドレナージを行うかは呼吸器科と協議を行う[32]．

【合併症と対策：Summary】

- 肝生検を行う場合には，主診療科医師，看護師，薬剤師，出血時の対応にあたる医師が連携して対応できる体制を構築することが重要である．
- 合併症の60％が術後約2時間以内，96％が24時間以内に起こるが，遅発性の出血を生じることがあり，留意が必要である．
- 腫瘍生検における肝細胞癌の播種のリスクは約2％と報告されている．
- 経皮的肝生検は，適切な太さの生検針を選択し，可能な限り少ない穿刺回数で，腹部超音波やCTガイド下を用い正確な穿刺を行うことを推奨する．
- 生検実施中，実施後には血圧や酸素飽和度などのバイタルを計測し，患者の全身状態の把握に努める．
- 出血に対する予防対策として，抗血小板薬・抗凝固薬の休薬や，血液凝固能に異常がある場合には血小板・新鮮凍結血漿の輸血やルストロンボパグやアバトロンボパグ投与などを適切に行う．抗血小板薬・抗凝固薬の休薬前には，その投与目的を確認し処方診療科と協議するなど，休薬時の血栓症などのリスク評価が必須である．
- 肝生検は，生検後出血に対してインターベンショナル・ラジオロジーでの止血や外科的な止血術などの緊急対応が行える体制で行う．
- 出血が疑われる場合には，状況に応じて輸血などの保存的治療や造影CT検査を行い，速やかにインターベンショナル・ラジオロジーでの止血あるいは外科的な止血術を検討する．
- 気胸・血胸に対する対策として，肋骨下縁や背側からの穿刺を避ける．胸腔出血に対しては速やかに塞栓術を行う．気胸に対しては胸腔ドレナージを行うかを呼吸器科と協議する．

文献

1) Janes CH, Lindor KD. Outcome of patients hospitalized for complications after outpatient liver biopsy. Ann Intern Med 1993; **118**: 96-98.
2) 医療事故調査・支援センター．肝生検に係る死亡事例の分析．医療事故の再発防止に向けた提言第11号，2020．
3) Bravo AA, Sheth SG, Chopra S. Liver biopsy. N Engl J Med 2001; **344**: 495-500.
4) Dotan Y, Carlebach M, Zuckerman E, et al. Delayed bleeding after percutaneous liver biopsy. Eur J Case Rep Intern Med 2016; **3**: 000359.
5) Sag AA, Brody LA, Maybody M, et al. Acute and delayed bleeding requiring embolization after image-guided liver biopsy in patients with cancer. Clin Imaging 2016; **40**: 535-540.
6) Neuberger J, Patel J, Caldwell H, et al. Guidelines on the use of liver biopsy in clinical practice from the British Society of Gastroenterology, the Royal College of Radiologists and the Royal College of Pathology. Gut 2020; **69**: 1382-1403.
7) Dooley JS, Lok ASF, Garcia-Tsao G, M. P. Sherlock's Diseases of the Liver and Biliary System, 13th Ed, Wiley-Blackwell.
8) Rockey DC, Caldwell SH, Goodman ZD, et al. Liver biopsy. Hepatology 2009; **49**: 1017-1044.

9) Piccinino F, Sagnelli E, Pasquale G, Giusti G. Complications following percutaneous liver biopsy: a multicentre retrospective study on 68,276 biopsies. J Hepatol 1986; **2**: 165-173.

10) McGill DB, Rakela J, Zinsmeister AR, Ott BJ. A 21-year experience with major hemorrhage after percutaneous liver biopsy. Gastroenterology 1990; **99**: 1396-1400.

11) Grant A, Neuberger J. Guidelines on the use of liver biopsy in clinical practice. British Society of Gastroenterology. Gut 1999; **45** (Suppl 4): IV1-IV11.

12) van der Poorten D, Kwok A, Lam T, et al. Twenty-year audit of percutaneous liver biopsy in a major Australian teaching hospital. Intern Med J 2006; **36**: 692-699.

13) Cadranel JF, Rufat P, Degos F. Practices of liver biopsy in France: results of a prospective nationwide survey. For the Group of Epidemiology of the French Association for the Study of the Liver (AFEF). Hepatology 2000; **32**: 477-481.

14) Hederström E, Forsberg L, Florén CH, Prytz H. Liver biopsy complications monitored by ultrasound. J Hepatol 1989; **8**: 94-98.

15) Minuk GY, Sutherland LR, Wiseman DA, MacDonald FR, Ding DL. Prospective study of the incidence of ultrasound-detected intrahepatic and subcapsular hematomas in patients randomized to 6 or 24 hours of bed rest after percutaneous liver biopsy. Gastroenterology 1987; **92**: 290-293.

16) Kalambokis G, Manousou P, Vibhakorn S, et al. Transjugular liver biopsy--indications, adequacy, quality of specimens, and complications--a systematic review. J Hepatol 2007; **47**: 284-294.

17) Durand F, Regimbeau JM, Belghiti J, et al. Assessment of the benefits and risks of percutaneous biopsy before surgical resection of hepatocellular carcinoma. J Hepatol 2001; **35**: 254-258.

18) Silva MA, Hegab B, Hyde C, et al. Needle track seeding following biopsy of liver lesions in the diagnosis of hepatocellular cancer: a systematic review and meta-analysis. Gut 2008; **57**: 1592-1596.

19) 日本循環器病学会．循環器疾患における抗凝固・抗血小板療法に関するガイドライン，2008.

20) 日本循環器学会/日本不整脈心電学会合同ガイドライン．不整脈治療ガイドライン 2020 年改訂版，2020.

21) 日本脳卒中ガイドライン委員会．脳卒中治療ガイドライン 2015，2019.

22) 日本消化器内視鏡学会．抗血栓薬服用者に対する消化器内視鏡診療ガイドライン，2012.

23) 日本手術医学会．手術医療の実践ガイドライン，第 3 版，2020.

24) Heidbuchel H, Verhamme P, Alings M, et al. Updated European Heart Rhythm Association practical guide on the use of non-vitamin-K antagonist anticoagulants in patients with non-valvular atrial fibrillation: Executive summary. Eur Heart J 2017; **38**: 2137-2149.

25) Heidbuchel H, Verhamme P, Alings M, et al. European Heart Rhythm Association Practical Guide on the use of new oral anticoagulants in patients with non-valvular atrial fibrillation. Europace 2013; **15**: 625-651.

26) Hidaka H, Kurosaki M, Tanaka H, et al. Lusutrombopag reduces need for platelet transfusion in patients with thrombocytopenia undergoing invasive procedures. Clin Gastroenterol Hepatol 2019; **17**: 1192-1200.

27) Tateishi R, Seike M, Kudo M, et al. A randomized controlled trial of lusutrombopag in Japanese patients with chronic liver disease undergoing radiofrequency ablation. J Gastroenterol 2019; **54**: 171-181.

28) Caturelli E, Solmi L, Anti M, et al. Ultrasound guided fine needle biopsy of early hepatocellular carcinoma complicating liver cirrhosis: a multicentre study. Gut 2004; **53**: 1356-1362.

29) Fandrich CA, Davies RP, Hall PM. Small gauge gelfoam plug liver biopsy in high risk patients: safety and diagnostic value. Australas Radiol 1996; **40**: 230-234.

30) Lichtenstein DR, Kim D, Chopra S. Delayed massive hemobilia following percutaneous liver biopsy: treatment by embolotherapy. Am J Gastroenterol 1992; **87**: 1833-1838.

31) Dousset B, Sauvanet A, Bardou M, et al. Selective surgical indications for iatrogenic hemobilia. Surgery 1997; **121**: 37-41.

32) 医療事故調査・支援センター．胸腔穿刺に係る死亡事例の分析．医療事故の再発防止に向けた提言　第 12 号，2020.

第3章

びまん性肝疾患における各論

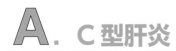A．C 型肝炎

Ⅰ．評価する病態と肝生検の役割

A）確定診断

　C 型肝炎の確定診断には，肝生検は必須ではない．日本肝臓学会[1]，AASLD[2]，欧州肝臓学会（EASL）[3]，アジア太平洋肝臓学会（APASL）のガイドライン[4] においても C 型慢性肝疾患の確定診断目的の肝生検は推奨されていない．他の肝疾患の合併が疑われる場合に，肝生検は適応となる[5]．

B）病期診断

　C 型肝炎における肝線維化の組織学的評価には，METAVIR スコアリングシステム[6] や Ishak グレードシステム[7]，新犬山分類[8] が用いられる．

C）治療適応の判断

　国内外のガイドラインにおいて，現在，すべてのステージの C 型肝炎ウイルス（HCV）持続感染例が抗ウイルス療法の治療対象である．したがって，治療適応の判断を目的とした組織学的評価は必須ではない．

　ただし，日本肝臓学会ガイドライン[1] では，ALT 値上昇例（ALT 30 U/L 超）あるいは血小板数低下例（血小板数 15 万/μL 未満）の C 型肝炎症例を抗ウイルス治療のよい適応であるとしている．これは，未治療の ALT 正常（30 U/L 以下）C 型肝炎症例に対する肝生検の結果，血小板数 15 万/μL 未満で 49％（25/51），15 万/μL 以上で 16％（33/204）の症例に F2 以上の線維化を認めたとの報告を背景にしている[9]．血小板数は他因子からの影響を受けることが少なくないため，ALT 正常 C 型肝炎症例に対する抗ウイルス治療を考慮する際には，肝線維化の評価が有用な場合がある．

D）経過のモニタリング

　HCV 感染者の自然経過における線維化進展は，肝発癌や予後に関連する明確な因子であるため，経過のモニタリングは重要である．HCV 感染者 42,693 人を対象にした海外でのメタ解析では，各線維化ステージごとの線維化進展率は，F0 から F1 は 0.107 単位/年，F1 から F2 は 0.082 単位/年，F2 から F3 は 0.117 単位/年，F3 から F4 は 0.116 単位/年であり，HCV 遺伝子型や性別，年齢，飲酒歴，HBV や HIV の共感染などが線維化進展のスピードに関与することが報告されている[10]．

　抗ウイルス治療後の経過のモニタリングには，肝生検を反復して施行することはリスク面から推奨されず，非侵襲的な肝線維化評価が望ましい．ただし，多くの非侵襲的な線維化評価法

は，未治療の肝疾患を対象として構築されたものであり，ウイルス排除に伴う肝内の炎症の鎮静化によって影響を受ける場合が多いことに留意する必要がある．

E) 肝発癌の予測

一般に，HCV 持続感染者の肝病変は，ALT 上昇に伴って緩徐に進み，線維化の進展とともに発癌リスクも高率になる[11]．C 型慢性肝疾患における年間発癌率は METAVIR スコア F0/F1 で 0.5%，F2 で 2.0%，F3 で 5.3%，F4 で 7.9% であったと報告されている[11]．したがって，肝線維化の評価は肝発癌リスクを予測するうえで有用である．

また，C 型肝炎ではウイルス排除により肝発癌リスクが低下するが，多数の報告において，抗ウイルス治療開始時の肝線維化が SVR 後の発癌に最も関与するリスク因子であることが示されている[11~15]．このため，治療開始時の肝線維化の評価は，SVR 後の肝発癌予測には有用である．さらに，肝発癌予測を行うことは，SVR 後の肝癌サーベイランスの頻度についての判断にも役立つ．

II．非侵襲的評価による代替の可能性

肝生検は肝線維化評価のためのゴールドスタンダードである．しかしながら，肝両葉から腹腔鏡下に肝生検を行った 124 例の検討で，18 人（14.5%）において肝硬変（F4）と F3 の判断が部位により異なっていたことから，肝生検で得られる一部の肝組織が肝臓全体を反映し得ない場合があることが示唆されている[16]．さらに，肝生検の侵襲性，医療コストの面から，非侵襲的検査が肝生検の代替法として用いられる．

C 型肝炎において，APRI による高度線維化（F3 以上）はカットオフ 1.0 で陰性的中率 81%，陽性的中率 40%，肝硬変はカットオフ 2.0 で陰性的中率 63%，陽性的中率 82% と報告されている[17]．FIB-4 による評価では，高度線維化（F3 以上）はカットオフ 1.45 で陰性的中率 94.7%，カットオフ 3.25 で陽性的中率 82.1% と報告されている[18]．transient elastography（TE）と肝生検を実施した 183 人の評価では，高度線維化（F3 以上）はカットオフ 9.5 kPa で陰性的中率 81%，陽性的中率 87%，肝硬変はカットオフ 12.5 kPa で陰性的中率 95%，陽性的中率 77% と報告されている[19]（表 1・表 2）．MR elastography と肝生検を実施した 114 人の評価では，F1 以上はカットオフ 2.30 kPa で感度 95.5%，特異度 100%，F2 以上はカットオフ 3.20 kPa で感度 88.5%，特異度 100%，F3 以上はカットオフ 4.00 kPa で感度 86.8%，特異度 100%，F4 はカットオフ

表 1　C 型肝炎における非侵襲的評価法による高度線維化（F3 以上）診断精度

マーカー	カットオフ値	陰性的中率	陽性的中率
APRI	1.0	81%	40%
FIB-4	1.45	94.7%	
FIB-4	3.25		82.1%
transient elastography (TE)	9.5kPa	81%	87%

［文献 17 ～ 19 より作成］

表 2　C 型肝炎における非侵襲的評価法による肝硬変診断精度

マーカー	カットオフ値	陰性的中率	陽性的中率
APRI	2.0	63%	82%
transient elastography (TE)	12.5kPa	95%	77%

［文献 17 ～ 19 より作成］

4.60 kPa で感度 100％，特異度 85.9％と報告されている[20]．

　このように，非侵襲的評価法は，軽度から中等度の線維化ステージの鑑別には限界があるが，高度線維化ならびに肝硬変の鑑別において有用であることが報告されている[3,21,22]．EASL ガイドラインでは，抗ウイルス治療前に高度線維化（F3 以上）の有無を確認することが重要であるとされ，これには TE などによる肝硬度測定や，APRI や FIB4 index のような血液バイオマーカーによる非侵襲的検査が推奨されている[3]．

Ⅲ．肝生検でのみ評価できること

　肝生検では，非侵襲的評価法に比し，微細な変化を含めた軽度から中等度の肝線維化の評価が可能であり，また門脈域や小葉内の炎症性変化も評価ができる．他の肝疾患が併存する可能性がある場合には，肝生検による評価が非常に重要である．一方，肝組織を用いた分子生物学的検討については，現時点で研究段階であり，臨床上の有用性についてはいまだ確立されていない．

【C 型肝炎：Summary】
- C 型肝炎の確定診断のために肝生検は必須ではない．他の肝疾患の除外が必要な場合に肝生検は適応となる．
- C 型肝炎の病期診断のための肝線維化評価は，肝生検あるいは非侵襲的検査のいずれによっても可能である．
- C 型慢性肝疾患に対する抗ウイルス治療の適応判断には，肝線維化の評価は必須ではない．ただし，ALT 正常の C 型肝炎症例に対する抗ウイルス治療を考慮する際には，肝線維化の評価が有用な場合がある．
- C 型慢性肝疾患の抗ウイルス治療後の経過のモニタリングには，肝生検を反復して施行することはリスク面から推奨されず，非侵襲的な肝線維化評価が望ましい．ただし，非侵襲的な線維化評価法では，ウイルス排除に伴う肝内の炎症の鎮静化によって影響を受けることに留意する．
- C 型慢性肝疾患における肝発癌リスクの予測，および抗ウイルス治療後の発癌予測に肝線維化の評価は有用である．

文献

1) 肝炎診療ガイドライン作成委員会．Ｃ型肝炎治療ガイドライン（第 8 版），2020.

2) Panel A-IHG. Hepatitis C Guidance 2018 Update: AASLD-IDSA Recommendations for Testing, Managing, and Treating Hepatitis C Virus Infection. Clin Infect Dis 2018; **67**: 1477-1492.

3) EASL recommendations on treatment of hepatitis C: Final update of the series. J Hepatol 2020; **73**: 1170-1218.

4) Omata M, Kanda T, Wei L, et al. APASL consensus statements and recommendation on treatment of hepatitis C. Hepatol Int 2016; **10**: 702-726.

5) Rockey DC, Caldwell SH, Goodman ZD, et al. Liver biopsy. Hepatology 2009; **49**: 1017-1044.

6) Bedossa P, Poynard T. An algorithm for the grading of activity in chronic hepatitis C. The METAVIR Cooperative Study Group. Hepatology 1996; **24**: 289-293.

7) Ishak K, Baptista A, Bianchi L, et al. Histological grading and staging of chronic hepatitis. J Hepatol 1995; **22**: 696-699.

8) 犬山シンポジウム記録刊行会（編）．慢性肝炎の肝組織診断基準―新犬山分類，中外医学社，1995.

9) Okanoue T, Itoh Y, Minami M, et al. Guidelines for the antiviral therapy of hepatitis C virus carriers with normal serum aminotransferase based on platelet counts. Hepatol Res 2008; **38**: 27-36.

10) Erman A, Krahn MD, Hansen T, et al. Estimation of fibrosis progression rates for chronic hepatitis C: a systematic review and meta-analysis update. BMJ Open 2019; **9**: e027491.

11) Yoshida H, Shiratori Y, Moriyama M, et al. Interferon therapy reduces the risk for hepatocellular carcinoma: national surveillance program of cirrhotic and noncirrhotic patients with chronic hepatitis C in Japan. IHIT Study Group. Inhibition of Hepatocarcinogenesis by Interferon Therapy. Ann Intern Med 1999; **131**: 174-181.

12) Chang KC, Hung CH, Lu SN, et al. A novel predictive score for hepatocellular carcinoma development in patients with chronic hepatitis C after sustained response to pegylated interferon and ribavirin combination therapy. J Antimicrob Chemother 2012; **67**: 2766-2772.

13) Yamashita N, Ohho A, Yamasaki A, et al. Hepatocarcinogenesis in chronic hepatitis C patients achieving a sustained virological response to interferon: significance of lifelong periodic cancer screening for improving outcomes. J Gastroenterol 2014; **49**: 1504-1513.

14) Wang JH, Yen YH, Yao CC, et al. Liver stiffness-based score in hepatoma risk assessment for chronic hepatitis C patients after successful antiviral therapy. Liver Int 2016; **36**: 1793-1799.

15) Hedenstierna M, Nangarhari A, Weiland O, Aleman S. Diabetes and cirrhosis are risk factors for hepatocellular carcinoma after successful treatment of chronic hepatitis C. Clin Infect Dis 2016; **63**: 723-729.

16) Regev A, Berho M, Jeffers LJ, et al. Sampling error and intraobserver variation in liver biopsy in patients with chronic HCV infection. Am J Gastroenterol 2002; **97**: 2614-2618.

17) Lin ZH, Xin YN, Dong QJ, et al. Performance of the aspartate aminotransferase-to-platelet ratio index for the staging of hepatitis C-related fibrosis: an updated meta-analysis. Hepatology 2011; **53**: 726-736.

18) Vallet-Pichard A, Mallet V, Nalpas B, et al. FIB-4: an inexpensive and accurate marker of fibrosis in HCV infection. comparison with liver biopsy and fibrotest. Hepatology 2007; **46**: 32-36.

19) Castéra L, Vergniol J, Foucher J, et al. Prospective comparison of transient elastography, Fibrotest, APRI, and liver biopsy for the assessment of fibrosis in chronic hepatitis C. Gastroenterology 2005; **128**: 343-350.

20) Ichikawa S, Motosugi U, Ichikawa T, et al. Magnetic resonance elastography for staging liver fibrosis in chronic hepatitis C. Magn Reson Med Sci 2012; **11**: 291-297.

21) Tapper EB, Lok AS. Use of liver imaging and biopsy in clinical practice. N Engl J Med 2017; **377**: 756-768.

22) Chou R, Wasson N. Blood tests to diagnose fibrosis or cirrhosis in patients with chronic hepatitis C virus infection: a systematic review. Ann Intern Med 2013; **158**: 807-820.

B. B 型肝炎

I. 評価する病態と肝生検の役割

A) 確定診断

　B 型肝炎ウイルス（HBV）感染においては血清ウイルスマーカーが存在するため，B 型肝炎の確定診断は可能であり，日本肝臓学会，AASLD，EASL，APASL ガイドラインにおいても B 型慢性肝疾患全例での確定診断目的の肝生検は推奨されていない[1~4]．一方で，AIH，脂肪性肝疾患など他の肝疾患の合併を疑う場合に，その鑑別を目的とした肝生検は適応となる[5,6]．

B) 病期診断

　HBV 持続感染者の病態は宿主の免疫応答と HBV DNA の増殖の状態により，主に 4 期（免疫寛容期 immune tolerance phase，免疫応答期 immune clearance phase，低増殖期 inactive phase，寛解期 remission phase）に分類される[1,7~9]．このような病期は肝生検，あるいは HBe 抗原と ALT 値により判断されるが，HBe 抗原陽性で ALT 持続正常者の約 40％に F2 以上の肝線維化を認めたとする報告もあり[10]，臨床的に免疫寛容期と判断される症例の一部には，組織学的には慢性肝炎が存在する．また，HBe 抗原陰性で ALT 持続正常者の約 14％において F2 以上の肝線維化を認めたとする報告[10]，約 10％の症例で F3 以上の線維化進展を認めたとする報告もあり[11]，正確な診断には肝生検が有用である．

C) 治療適応の判断

　国内外のガイドラインのいずれにおいても，治療の適応基準は肝硬変の有無，HBe 抗原，HBV DNA 量，ALT 値により定められている[1~4]（表 1）．しかし治療の適応基準外でも，特定の条件に該当する場合には，肝生検，あるいは非侵襲的評価によって，抗ウイルス治療の適応を判断することが推奨されている．たとえば，日本肝臓学会のガイドラインでは ALT が正常〜軽度上昇する症例や，間欠的に上昇する症例では，治療適応基準に該当しなくてもオプション検査として肝生検を施行し，中等度以上の肝線維化（F2 以上），肝炎活動性（A2 以上）を認めた場合には治療適応としている[1]．また，40 歳以上で HBV DNA 量が多い症例[7,12,13]，血小板数 15 万未満の症例，肝細胞癌の家族歴のある症例[14,15]では発癌リスクが高いため，肝生検を施行して治療適応を検討することが推奨されている．AASLD ガイドラインでは ALT 値が正常上限 2 倍以上を治療適応としているが，2 倍以下では肝生検あるいは非侵襲的評価を行い，肝線維化が F2 以上，肝炎活動性が A3 相当，特に 40 歳以上では治療を推奨している[2]．EASL ガイドラインでは，肝生検あるいは非侵襲的肝線維化評価法により中等度以上の肝炎活動性あるいは肝線維化を認めた場合，30 歳以上，肝硬変・肝癌の家族歴，肝外病変がある場合には，治療を考慮するとしている[3]　APASL ガイドラインでは，治療適応基準外でも非侵襲的評価を行い線維化が疑われた場

表 1　国内外ガイドラインにおける肝線維化評価の適応

	肝線維化評価の適応
日本肝臓学会	・ALT 値が軽度あるいは間欠的に上昇する ・40 歳以上で HBV DNA 量が多い ・血小板数 15 万未満 ・肝細胞癌の家族歴がある ・画像所見で線維化進展が疑われる
AASLD	・HBe 抗原陽性： 　① ALT ＞正常上限の 2 倍，HBV DNA 2,000 ～ 20,000IU/mL 　② ALT：正常上限の 1 ～ 2 倍 ・HBe 抗原陰性 　① ALT ＞正常上限の 2 倍，HBV DNA ＜ 2,000IU/mL 　② ALT：正常上限の 1 ～ 2 倍
EASL	・ALT ＞正常上限 ・ALT：正常，HBV DNA ＞ 2,000IU/mL
APASL	・HBe 抗原陽性： 　① HBV DNA ＞ 20,000IU/mL，ALT：正常上限の 1 ～ 2 倍 　② HBV DNA 2,000 ～ 20,000IU/mL 　③ HBV DNA ＜ 2,000IU/mL ・HBe 抗原陰性 　① HBV DNA ＞ 2,000IU/mL，ALT：正常上限の 1 ～ 2 倍 　② HBV DNA ＜ 2,000IU/mL

［文献 1 ～ 4 より作成］

合，年齢 35 歳以上，あるいは肝硬変・肝癌の家族歴がある場合には肝生検を推奨しており，肝線維化が F2 以上，肝炎活動性が A2 以上で治療を推奨している[4]．このように，一般的な治療基準外の症例における治療適応の判断において，肝生検による評価と非侵襲的検査による線維化ステージの診断が重要視されている．

D) 経過のモニタリング

　B 型肝炎の自然経過をモニタリングするうえで，上述の病期診断，治療適応判断は重要である．抗ウイルス治療後の経過は，血清生化学的な改善に加え，肝組織像の改善で判断されるのが理想的であり，核酸アナログ製剤の臨床試験における経時的な線維化の改善は，エンテカビルでは 3 年間で 57 %[16]，約 6 年間で 88 %[17]，テノホビル ジソプロキシルフマル酸塩では 5 年間で 51 %[18] と報告されている．しかしながら，実臨床において肝生検を反復することは実際には困難であり，後述する非侵襲的評価でモニタリングされている．

E) 予後の予測

　B 型肝炎の予後には，年齢，性別，ウイルス増殖状態（HBV DNA 量，HBs 抗原量，コア関連抗原量）に加えて，線維化のステージが重要な因子になる．自然経過，および抗ウイルス治療前の肝線維化ステージは，発癌予測因子であることは確立している．一方，経時的な肝線維化評価で予後を推定する意義については，十分なエビデンスはない．

Ⅱ．非侵襲的評価による代替の可能性

　　肝線維化を評価するため血液線維化マーカー・画像診断・肝硬度評価などの非侵襲的検査は広く用いられている [19]．高度線維化の有無を鑑別するのは可能であるが，肝生検のような F1-4 までの段階的な鑑別は難しいとされている [20]．B 型肝炎においては FIB-4 によって高度線維化（F3 以上）はカットオフ 1.0 で陰性的中率 90.0％，2.65 で陽性的中率 94.8％であり [21]，transient elastography（TE）ではカットオフ 8.1 kPa で陰性的中率 95.0％，10.5 で陽性的中率 84.0％と報告されている [22]．また，M2BPGi については 1.0COI を超えると F2 以上線維化進展例が多く含まれることを示す報告がされている [23, 24]．これら報告に基づいて AASLD，EASL ガイドラインでは非侵襲的検査は肝生検と並列の位置づけになっており，いずれかの施行を推奨している．特に肝硬変の診断において TE は有用であったこと [25] を踏まえ，非侵襲的検査のなかでも TE を推奨するという位置づけになっている [2, 3]．一方で，B 型肝炎の肝硬変診断おける TE の診断精度を検討した論文では，報告により最適カットオフ値が異なる（表 2）．B 型肝炎では肝炎活動性すなわち炎症の程度が症例により大きく異なり，炎症が高度であると TE による肝硬度が高値になることが，一因と考えられる．

表 2　transient elastography（TE）による B 型肝硬変の診断精度

症例数	カットオフ値	AUROC	感度	特異度
188 [26]	11.8	0.97	86%	96%
173 [27]	11.0	0.93	93%	87%
91 [28]	9.7	0.80	82%	59%
88 [29]	10.0	0.89	85%	88%
284 [30]	12.9	0.85	52%	93%

［文献 26 ～ 30 より作成］

Ⅲ．肝生検でのみ評価できること

　　病期診断・治療適応診断については非侵襲的検査によりある程度代替可能であるが，肝生検検体からのみ把握できる情報もある．肝内の covalently closed circular DNA（cccDNA）を把握することが可能である [31]．現在開発が進む新規治療薬の効果も正確な評価のためには肝内 cccDNA 計測が必要とされる．ただし，これらについては実験的な側面も多いため，現状の臨床には反映は難しい．

【B 型肝炎：Summary】
● B 型慢性肝炎・肝硬変の確定診断のためには，肝生検は必須ではない．
● ALT が正常から軽度高値あるいは間欠的に上昇する症例，発癌リスク因子である 40 歳以上，HBV DNA 量高値，肝細胞癌の家族歴のある症例においては，治療適応の判断のために線維化ステージの診断が有用である．
● 線維化ステージの診断のためには，非侵襲的検査あるいは肝生検のいずれかを施行する．

文献

1) JSH Guidelines for the Management of Hepatitis B Virus Infection. Hepatol Res 2014; **44** (Suppl S1): 1-58.
2) Terrault NA, Lok ASF, McMahon BJ, et al. Update on prevention, diagnosis, and treatment of chronic hepatitis B: AASLD 2018 hepatitis B guidance. Hepatology 2018; **67**: 1560-1599.
3) EASL 2017 Clinical Practice Guidelines on the management of hepatitis B virus infection. J Hepatol 2017; **67**: 370-398.
4) Sarin SK, Kumar M, Lau GK, et al. Asian-Pacific clinical practice guidelines on the management of hepatitis B: a 2015 update. Hepatol Int 2016; **10**: 1-98.
5) Mani H, Kleiner DE. Liver biopsy findings in chronic hepatitis B. Hepatology 2009; **49** (5 Suppl): S61-S71.
6) Rockey DC, Caldwell SH, Goodman ZD, et al. Liver biopsy. Hepatology 2009; **49**: 1017-1044.
7) Fattovich G, Bortolotti F, Donato F. Natural history of chronic hepatitis B: special emphasis on disease progression and prognostic factors. J Hepatol 2008; **48**: 335-352.
8) Ganem D, Prince AM. Hepatitis B virus infection--natural history and clinical consequences. N Engl J Med 2004; **350**: 1118-1129.
9) McMahon BJ. Natural history of chronic hepatitis B. Clin Liver Dis 2010; **14**: 381-396.
10) Kumar M, Sarin SK, Hissar S, et al. Virologic and histologic features of chronic hepatitis B virus-infected asymptomatic patients with persistently normal ALT. Gastroenterology 2008; **134**: 1376-1384.
11) ter Borg F, ten Kate FJ, Cuypers HT, et al. A survey of liver pathology in needle biopsies from HBsAg and anti-HBe positive individuals. J Clin Pathol 2000; **53**: 541-548.
12) Chu CM, Liaw YF. Chronic hepatitis B virus infection acquired in childhood: special emphasis on prognostic and therapeutic implication of delayed HBeAg seroconversion. J Viral Hepat 2007; **14**: 147-152.
13) Yim HJ, Lok AS. Natural history of chronic hepatitis B virus infection: what we knew in 1981 and what we know in 2005. Hepatology 2006; **43** (2 Suppl 1): S173-S181.
14) Park CH, Jeong SH, Yim HW, et al. Family history influences the early onset of hepatocellular carcinoma. World J Gastroenterol 2012; **18**: 2661-2667.
15) Wan DW, Tzimas D, Smith JA, et al. Risk factors for early-onset and late-onset hepatocellular carcinoma in Asian immigrants with hepatitis B in the United States. Am J Gastroenterol 2011; **106**: 1994-2000.
16) Yokosuka O, Takaguchi K, Fujioka S, et al. Long-term use of entecavir in nucleoside-naïve Japanese patients with chronic hepatitis B infection. J Hepatol 2010; **52**: 791-799.
17) Chang TT, Liaw YF, Wu SS, et al. Long-term entecavir therapy results in the reversal of fibrosis/cirrhosis and continued histological improvement in patients with chronic hepatitis B. Hepatology 2010; **52**: 886-893.
18) Marcellin P, Gane E, Buti M, et al. Regression of cirrhosis during treatment with tenofovir disoproxil fumarate for chronic hepatitis B: a 5-year open-label follow-up study. Lancet 2013; **381**: 468-475.

19）Tapper EB, Lok AS. Use of liver imaging and biopsy in clinical practice. N Engl J Med 2017; **377**: 756-768.

20）Chou R, Wasson N. Blood tests to diagnose fibrosis or cirrhosis in patients with chronic hepatitis C virus infection: a systematic review. Ann Intern Med 2013; **158**: 807-820.

21）Kim BK, Kim DY, Park JY, et al. Validation of FIB-4 and comparison with other simple noninvasive indices for predicting liver fibrosis and cirrhosis in hepatitis B virus-infected patients. Liver Int 2010; **30**: 546-553.

22）Marcellin P, Ziol M, Bedossa P, et al. Non-invasive assessment of liver fibrosis by stiffness measurement in patients with chronic hepatitis B. Liver Int 2009; **29**: 242-247.

23）Ichikawa Y, Joshita S, Umemura T, et al. Serum Wisteria floribunda agglutinin-positive human Mac-2 binding protein may predict liver fibrosis and progression to hepatocellular carcinoma in patients with chronic hepatitis B virus infection. Hepatol Res 2017; **47**: 226-233.

24）Ishii A, Nishikawa H, Enomoto H, et al. Clinical implications of serum Wisteria floribunda agglutinin-positive Mac-2-binding protein in treatment-naïve chronic hepatitis B. Hepatol Res 2017; **47**: 204-215.

25）Singh S, Muir AJ, Dieterich DT, Falck-Ytter YT. American Gastroenterological Association Institute Technical Review on the Role of Elastography in Chronic Liver Diseases. Gastroenterology 2017; **152**: 1544-1577.

26）Oliveri F, Coco B, Ciccorossi P, et al. Liver stiffness in the hepatitis B virus carrier: a non-invasive marker of liver disease influenced by the pattern of transaminases. World J Gastroenterol 2008; **14**: 6154-6162.

27）Marcellin P, Ziol M, Bedossa P, et al. Non-invasive assessment of liver fibrosis by stiffness measurement in patients with chronic hepatitis B. Liver Int 2009; **29**: 242-247.

28）Kim DY, Kim SU, Ahn SH, et al. Usefulness of FibroScan for detection of early compensated liver cirrhosis in chronic hepatitis B. Dig Dis Sci 2009; **54**: 1758-1763.

29）Wang JH, Changchien CS, Hung CH, et al. FibroScan and ultrasonography in the prediction of hepatic fibrosis in patients with chronic viral hepatitis. J Gastroenterol 2009; **44**: 439-446.

30）Degos F, Perez P, Roche B, et al. Diagnostic accuracy of FibroScan and comparison to liver fibrosis biomarkers in chronic viral hepatitis: a multicenter prospective study (the FIBROSTIC study). J Hepatol 2010; **53**: 1013-1021.

31）Gill US, Pallett LJ, Kennedy PTF, Maini MK. Liver sampling: a vital window into HBV pathogenesis on the path to functional cure. Gut 2018; **67**: 767-775.

C. MASLD/MASH (NAFLD/NASH)

I. 評価する病態と肝生検の役割

A）確定診断

　nonalcoholic fatty liver disease（NAFLD）の確定診断は，組織診断あるいは画像診断にて脂肪肝を認めた病態となっており肝生検は必須ではない．一方，nonalcoholic steatohepatitis（NASH）の確定診断には，肝細胞風船様変性（バルーニング変性）の有無を含めて肝組織評価が必要である．このことは，現在までに発表されているアジア，EASL のガイドライン，AASLD のガイダンスにも共通している[1~3]．わが国の「NAFLD/NASH 診療ガイドライン 2020」[4~6]でも，NASH の診断には"肝生検は NASH 診断の Gold standard であるため，可能な限り施行することを考慮する．特に他の慢性肝疾患との鑑別が必要な場合や線維化の進行が疑われる場合に，行うことを推奨する"となっている．

　なお，NAFLD/NASH の定義，脂肪性肝疾患の分類に関して近年，米国肝臓学会，欧州肝臓学会，ラテンアメリカ肝臓学会が中心となり NAFLD Nomenclature consensus group から新たな分類・定義が提唱された[7]．様々な病因の脂肪肝を包括する名称として steatotic liver disease（SLD）という疾患概念が提唱され，これは病態・原因により 5 つに分類され NAFLD とほぼ同等な脂肪肝としては metabolic dysfunction-associated steatotic liver disease（MASLD）が提案された．MASLD の診断基準は，除外診断でなく 5 つの心代謝系危険因子のうち少なくとも 1 つを満たす脂肪肝とされ，診断に肝生検は不要である．一方，NASH の病理学根拠となる steatohepatitis は，病態生理学な概念（MASH）として残ると考えられている．しかし，風船様変性などの所見に関して，特に小児例では再検討が必要とされる[7]．

B）病期診断

　NAFLD に明確な病期診断の定義はないが，主に①NASH と nonalcoholic fatty liver（NAFL）の区別，②線維化ステージが，病期分類にあたる[1~6,8,9]．NASH の診断には肝生検病理診断が必要であり，病理学的に脂肪変性（5％以上），炎症，肝細胞障害（風船様変性）の証明が必要である．NAFL は，肝細胞の脂肪変性は認めるが，風船様変性を認めないものとする．

　肝臓線維化ステージ診断には，正確には肝生検が必要となる．しかし，観察者間または観察者内の診断のばらつき（inter-and intra-observer variability）や，同一症例での 2 つの肝生検検体の比較で 41％に線維化ステージの差を認めるといった報告や[10]，左葉と右葉の肝生検検体の比較で 1 段階以上の線維化ステージの違いを約 30％に認めるといった報告[11]が以前より指摘されている．

　線維化ステージ診断は，血小板数，各種線維化マーカー，FIB-4 index，NAFLD fibrosis score（NFS）といったスコアリングシステム，VCTE（vibration controlled transient elastography）や MR elastography による肝硬度測定により，線維化の有無・ステージの推定は，可能である[1〜6, 12〜19]．

C）治療適応の判断

　MASLD（NAFLD）全体に生命予後に関連するので，MASLD（NAFLD）全体に生活習慣の改善は必要だが，診療ガイドラインでも，MASH（NASH）および線維化が疑われる MASLD（NAFLD）が積極的な薬物療法の適応となる[4〜6]．薬物治療適応のため，MASH（NASH）の正確な診断および肝臓線維化ステージ診断には，肝生検が必要となるが，前に述べたように各種線維化マーカー，スコアリングシステムと VCTE や MR elastography による肝硬度測定により，線維化の有無，ステージの推定は可能である[1〜6, 12〜19]．

D）経過のモニタリング

　現実問題として，実臨床において肝生検を反復することは困難であり，通常非侵襲的評価でモニタリングされている．肝脂肪沈着量のモニタリングは，B モード超音波検査，VCTE による controlled attenuation parameter（CAP）値，MRI による proton density fat fraction（PDFF）値により測定可能である．炎症は血液生化学検査により，肝臓の線維化は各種線維化マーカー，スコアリングシステム，VCTE や MR elastography による肝硬度測定で経過をみるのが現実的である[1〜6, 12〜19]．

E）予後の予測

　MASLD/MASH（NAFLD/NASH）の予後には，年齢，発癌，心血管系イベント，肝臓の線維化が関連する[20〜22]．肝生検の病理所見では，風船様変性の有無でも生命予後に差があるが，多変量解析では生命予後に有意に関連する病理所見は，唯一線維化ステージのみである[20]．さらに全死亡，肝発癌，脳・心血管系イベント発生率も肝臓の線維化ステージが関連する[20〜23]．したがって，予後の予測には，肝線維化の有無，ステージの把握が極めて重要である．

Ⅱ．非侵襲的評価による代替の可能性

　MASLD（NAFLD）は本邦だけでも 2 千万人以上いるため，MASH（NASH）を疑うおよび線維化の把握のため，全症例に肝生検を施行することは非現実的である．特に生命予後に関連する線維化を有する MASLD/MASH（NAFLD/NASH）を診断するために，米国のガイダンスでは，線維化の進行が疑われる MASLD（NAFLD）症例の選定方法として，生活習慣病合の有無，NFS や FIB-4 index，VCTE や MR elastography による肝硬度測定が提唱されている[3]．欧州のガイドラインでは，スコアリングシステム（NFS，FIB-4 index，ELF，Fibro Test）により線維化ステージ 2 以上が疑われれば，肝臓専門医への紹介，VCTE による肝硬度測定を行い，線維化ステージ 2 以上の肝硬度と診断されたら肝生検を行うというフローチャートを提案している[2]．

　わが国の診療ガイドラインでも脂肪肝では，1st step として各種線維化マーカー（4 型コラーゲン 7S，ヒアルロン酸，M2BPGi など），FIB-4 index・NFS，血小板数を用いて線維化が疑われる症例を拾い上げる（1st step）．2nd step として，専門医により FIB-4 index の値（または NFS）により，①FIB-4 index 1.3 未満；経過観察，②FIB-4 index 1.3〜2.66；VCTE や MR elastography に

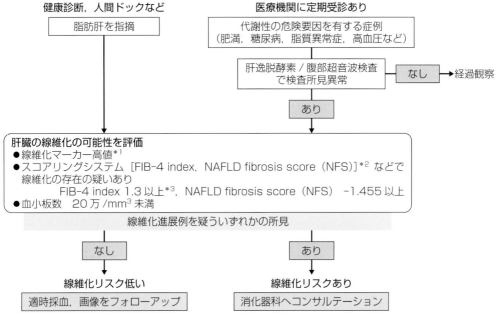

図1　肝線維化進展例の絞り込みフローチャート（1）
［日本消化器病学会・日本肝臓学会（編）．NAFLD/NASH 診療ガイドライン 2020（改訂第 2 版），南江堂，p.xx，2020. 4) より許諾を得て転載］

よる肝硬度測定または肝生検を考慮する，③FIB-4 index 2.67 以上；肝生検もしくは elastography を推奨，の 3 群に振り分ける．このような 2 ステップの診断アルゴリズムを提唱している[4~6]（図 1・図 2）．

Ⅲ．肝生検でのみ評価できること

　MASH（NASH）の病理診断に必須な風船様変性（バルーニング変性）の有無は，いくつかのバイオマーカーの報告はあるが，肝生検でしか評価できない[1~6]．炎症の程度も正確には肝生検でないと評価できなないが，トランスアミナーゼ値からある程度の推測は可能である．脂肪沈着の程度は通常 B モード超音波検査，VCTE による CAP 値，MRI による PDFF 値により評価可能である．

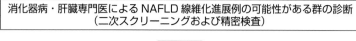

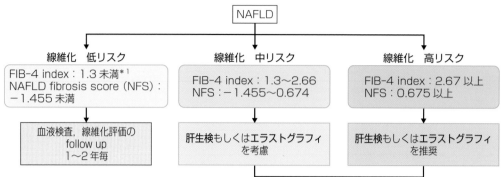

*1　●FIB-4 index：（年齢×AST）/［血小板（×10⁹/L）×√ALT］
　　　　　https://www.eapharma.co.jp/medicalexpert/product/livact/fib-4/calculator.html
　　●NFS：−1.675＋0.037×年齢＋0.094×BMI（kg/m²）＋1.13×IFG/diabetes（あり＝1，なし＝0）＋0.99×AST/ALT−0.013×血小板（×10⁹/L）−0.66×アルブミン（g/dL）
　　　　　https://nafldscore.com/
*2　●肝生検で線維化ステージ F0-1，もしくはエラストグラフィで F0-1 相当であった場合は生活習慣の改善を指導し，エラストグラフィは 1 年後に再評価を考慮する．
　　●肝硬変の場合には「肝癌診療ガイドライン 2021 年版」に準じ，6 ヵ月毎の超音波検査，6 ヵ月毎の腫瘍マーカーの測定を行い，肝細胞癌のサーベイランスを推奨する．
　　●男性で線維化ステージ F2 以上（もしくはエラストグラフィで F2 相当以上）
　　　女性で線維化ステージ F3 以上（もしくはエラストグラフィで F3 相当以上）
　　　は肝細胞癌のリスクであり，6〜12 ヵ月毎の超音波を考慮する．

図 2　肝線維化進展例の絞り込みフローチャート（2）
　　［日本消化器病学会・日本肝臓学会（編）．NAFLD/NASH 診療ガイドライン 2020（改訂第 2 版），南江堂，p.xxi，2020.⁴⁾より許諾を得て転載］　※追補内容反映済み

【MASLD/MASH（NAFLD/NASH）：Summary】

●MASH（NASH）の確定診断には肝生検が必要である．MASLD（NAFLD）全例に肝生検を行うのは不可能であるため，他の慢性肝疾患との鑑別が必要な場合や MASH（NASH）および線維化の進行が疑われる場合に肝生検は有用である．

●線維化マーカーやスコアリングシステムを用いて線維化の進行が疑われる MASLD（NAFLD）症例を拾い上げたうえで，elastography による肝硬度測定や肝生検を考慮すべき症例を選定することが有用である．

文献

1)　Wong VW, Chan WK, Chitturi S, et al. Asia-Pacific Working Party on Non-alcoholic Fatty Liver Disease guidelines 2017-Part 1: Definition, risk factors and assessment. J Gastroenterol Hepatol 2018; **33**: 70-85.

2)　EASL-EASD-EASO Clinical Practice Guidelines for the management of non-alcoholic fatty liver disease. J Hepatol 2016; **64**: 1388-1402.

3) Chalasani N, Younossi Z, Lavine JE, et al. The diagnosis and management of nonalcoholic fatty liver disease: Practice guidance from the American Association for the Study of Liver Diseases. Hepatology 2018; **67**: 328-357.

4) 日本消化器病学会・日本肝臓学会（編）．NAFLD/NASH 診療ガイドライン 2020（改訂第 2 版），南江堂，2020.

5) Tokushige K, Ikejima K, Ono M, et al. Evidence-based clinical practice guidelines for nonalcoholic fatty liver disease/nonalcoholic steatohepatitis 2020. Hepatol Res 2021; **51**: 1013-1025.

6) Tokushige K, Ikejima K, Ono M, et al. Evidence-based clinical practice guidelines for nonalcoholic fatty liver disease/nonalcoholic steatohepatitis 2020. J Gastroenterol 2021; **56**: 951-963.

7) Rinella ME, Lazarus JV, Ratziu V, et al. A multi-society Delphi consensus statement on new fatty liver disease nomenclature. J Hepatol 2023; **79**: 1542-1556.

8) Brunt EM, Janney CG, Di Bisceglie AM, et al. Nonalcoholic steatohepatitis: a proposal for grading and staging the histological lesions. Am J Gastroenterol 1999; **94**: 2467-2474.

9) Kleiner DE, Brunt EM, Van Natta M, et al. Design and validation of a histological scoring system for nonalcoholic fatty liver disease. Hepatology 2005; **41**: 1313-1321.

10) Ratziu V, Charlotte F, Heurtier A, et al. Sampling variability of liver biopsy in nonalcoholic fatty liver disease. Gastroenterology 2005; **128**: 1898-1906.

11) Merriman RB, Ferrell LD, Patti MG, et al. Correlation of paired liver biopsies in morbidly obese patients with suspected nonalcoholic fatty liver disease. Hepatology 2006; **44**: 874-880.

12) Yoneda M, Fujii H, Sumida Y, et al. Platelet count for predicting fibrosis in nonalcoholic fatty liver disease. J Gastroenterol 2011; **46**: 1300-1306.

13) Ito T, Ishigami M, Ishizu Y, et al. Utility and limitations of noninvasive fibrosis markers for predicting prognosis in biopsy-proven Japanese non-alcoholic fatty liver disease patients. J Gastroenterol Hepatol 2019; **34**: 207-214.

14) Sumida Y, Yoneda M, Hyogo H, et al. Validation of the FIB4 index in a Japanese nonalcoholic fatty liver disease population. BMC Gastroenterol 2012; **12**: 2.

15) Kawamura Y, Ikeda K, Arase Y, et al. New discriminant score to predict the fibrotic stage of non-alcoholic steatohepatitis in Japan. Hepatol Int 2015; **9**: 269-277.

16) McPherson S, Hardy T, Dufour JF, et al. Age as a Confounding Factor for the Accurate Non-Invasive Diagnosis of Advanced NAFLD Fibrosis. Am J Gastroenterol 2017; **112**: 740-751.

17) Ishiba H, Sumida Y, Tanaka S, et al. The novel cutoff points for the FIB4 index categorized by age increase the diagnostic accuracy in NAFLD: a multi-center study. J Gastroenterol 2018; **53**: 1216-1224.

18) Imajo K, Kessoku T, Honda Y, et al. Magnetic resonance imaging more accurately classifies steatosis and fibrosis in patients with nonalcoholic fatty liver disease than transient elastography. Gastroenterology 2016; **150**: 626-637 e7.

19) Yoneda M, Imajo K, Nakajima A. Non-invasive diagnosis of nonalcoholic fatty liver disease. Am J Gastroenterol 2018; **113**: 1409-1411.

20) Angulo P, Kleiner DE, Dam-Larsen S, et al. Liver fibrosis, but no other histologic features, is associated with long-term outcomes of patients with nonalcoholic fatty liver disease. Gastroenterology 2015; **149**: 389-397 e10.

21) Dulai PS, Singh S, Patel J, et al. Increased risk of mortality by fibrosis stage in nonalcoholic fatty liver disease: Systematic review and meta-analysis. Hepatology 2017; **65**: 1557-1565.

22) Kogiso T, Sagawa T, Kodama K, et al. Long-term outcomes of non-alcoholic fatty liver disease and the risk factors for mortality and hepatocellular carcinoma in a Japanese population. J Gastroenterol Hepatol 2020; **35**: 1579-1589.

23) Targher G, Byrne CD, Lonardo A, et al. Non-alcoholic fatty liver disease and risk of incident cardiovascular disease: a meta-analysis. J Hepatol 2016; **65**: 589-600.

D. 自己免疫性肝疾患

1. 自己免疫性肝炎（AIH）

Ⅰ. 評価する病態と肝生検の役割

A）確定診断

　自己免疫性肝炎（autoimmune hepatitis：AIH）は肝細胞が異常な自己免疫応答によって破壊され，壊死炎症をきたす疾患である[1]．副腎皮質ステロイド薬をはじめとする免疫抑制薬が著効するが，診断の遅れや治療への反応不良のため炎症・肝障害が持続すると線維化が進展し肝硬変にいたる．多くの症例では無症状のまま緩徐に発症するが，急激に発症して急性肝炎ないし急性肝不全を呈する症例が全体のおよそ 20％程度存在し[2]，この場合は迅速に診断し治療を開始しないと救命できない．

　AIH では肝細胞障害を反映して AST・ALT 優位の肝障害が生じ，さらに血清学的には抗核抗体陽性および IgG が高値となる．しかし，これらはいずれも AIH に感度・特異度の高い所見ではなく，AIH の診断には肝生検が不可欠である．すなわち，①慢性の AST・ALT 優位の肝障害，②肝障害を説明できる明確な成因がない，③抗核抗体（ANA）陽性 and/or IgG 上昇，以上の 3 項目を満たした場合 AIH の可能性を疑い，躊躇なく肝生検を行う．

　また，AIH でも特に緊急の対応を要する急性発症 AIH では抗核抗体が陰性，あるいは IgG 正常となることが多いことが知られている[3]．このような場合，薬物性肝障害などを疑って（ほとんどの症例は何らかの薬剤を服用している）無治療のまま漫然と経過を観察し，急性肝不全へと進行してしまい不幸な転帰をとる場合がある．したがって，急性の肝障害で遷延・悪化傾向があり，重症化ないし急性肝不全への進展が懸念される症例で，血清学的に診断可能なウイルス性肝炎など明確な成因が存在しない場合には AIH の可能性を念頭に置き，肝生検の適応を検討する．凝固障害があり経皮的肝生検の施行が困難な場合は経頸静脈的肝生検も選択肢である[4]．

　さらに非定型的自己免疫性肝疾患（いわゆる AIH-PBC/AIH-PSC overlap）が疑われる場合にも肝生検は欠かせない．

B）病期診断

　診断時に行われる肝生検により，併せて線維化の程度を判断する．日本では診断時組織学的に肝硬変と診断される症例は 10％未満であるが[2]，肝硬変と診断された場合現行の指定難病制度では医療費助成の対象となる．

C）治療適応の判断

　日本の診療ガイドラインでは ALT＞30 U/L を治療適応としており[5]，肝組織所見は用いられない．

D）経過のモニタリング

　副腎皮質ステロイド薬が奏功した場合肝酵素の低下を確認してステロイドを減量し，必要に応じてアザチオプリンを併用しつつ少量のステロイドによる維持療法を行う．EASL および AASLD の診療ガイドラインでは再燃に注意しながら治療の中止を試みてもよいと記載されている．たとえば EASL のガイドラインでは，AIH に対する治療は少なくとも 3 年間，かつ AST・ALT・IgG が正常化（生化学的寛解）してから 24 ヵ月継続すべきであり，その後中止を試みてもよいが，中止の前に組織学的寛解を確認するため肝生検を施行することが望ましい（advisable）[6]，しかし必須ではない（not mandatory）[7] という記載である．2021 年に公開された APASL の AIH guidance [8] では，少なくとも 2 年間の治療による生化学的寛解，あるいは，肝生検による組織学的寛解（HAI＞3）の「いずれか」を満たせば治療中止を検討してもよいとしている．

E）予後の予測

　他の肝疾患同様肝線維化が進行した症例では予後は不良である．ただし日本の単一施設からの報告では，適切な免疫抑制薬による治療が行われる限り診断時線維化 F1-2 と F3-4 とでは長期予後に差はないこと，むしろ経過中の再燃の回数の影響が大きいことが報告され [9]，予後予測における肝生検の意義は明らかではない．

Ⅱ．非侵襲的評価による代替の可能性

　AIH の診断に感度・特異度ともに高いバイオマーカーが開発されない限り，肝生検による組織学的診断を非侵襲的評価によって代替することはできない．ただし，病期診断・経過のモニタリングという点では血液検査・画像所見など非侵襲的評価によって代替することは可能であると思われる．非侵襲的肝線維化評価の AIH 診療における有用性についても近年多数の報告がある [10〜13]．

Ⅲ．肝生検でのみ評価できること

　AIH の診断は除外診断の要素が強く，他疾患の関与を否定する意味でも肝生検が欠かせない．

【自己免疫性肝炎：Summary】
- AST・ALT 優位の肝障害，②肝障害を説明できる明確な成因がない，③抗核抗体陽性 and/or IgG 上昇，以上 3 項目を満たした場合 AIH の可能性を疑い，肝生検を行う．
- 急性の肝障害で重症化ないし急性肝不全への進展が懸念される症例で，血清学的に診断可能な明確な成因が存在しない場合には，抗核抗体陰性かつ IgG が正常でも AIH の可能性を念頭に置き，肝生検の適応を検討する．
- 非定型的自己免疫性肝疾患（AIH-PBC/AIH-PSC overlap）が疑われる場合も肝生検を行う．

2.　原発性胆汁性胆管炎（PBC），原発性硬化性胆管炎（PSC）

I.　評価する病態と肝生検の役割

A）確定診断

　原発性胆汁性胆管炎（primary biliary cholangitis：PBC）の診断は①慢性に持続する ALP・γGTP 上昇，②抗ミトコンドリア抗体（AMA）陽性，③特徴的な肝組織所見の存在，以上 3 項目のうち 2 項目を満たすことが必要であり，血液検査により①と②が確認できれば確定診断が可能であり，肝生検の施行は不要である [14]．ただし，胆道系酵素が上昇しているが AMA 陰性，ないし ANA 陽性など，AIH-PBC overlap が疑われる場合には肝生検は必須である．

　原発性硬化性胆管炎（primary sclerosing cholangitis：PSC）の診断は胆道造影により典型的な胆管像を確認することが基本であり，加えて①慢性に持続する ALP・γGTP 上昇，②炎症性腸疾患の存在，③特徴的な肝組織像（"onion-skin" fibrosis）の存在，以上①～③のうち 1 項目以上を確認すれば確診となる [15]．ALP・γGTP 上昇と胆管像とから PSC を疑った場合，まず炎症性腸疾患の確認のため大腸内視鏡検査を行うべきであり，肝生検で特徴的な肝組織像を認めることはむしろまれであることから肝生検は必須ではない．ただし，胆管像が正常で肝組織像にのみ PSC の所見を認める small duct PSC という病態の存在が知られており，この場合は肝生検が必要だが，日本ではまれである．一方，AIH-PSC overlap のような非典型的な病像では，確定診断のため肝生検は必須である．

B）病期診断

　肝生検によって PBC の病期診断を行う．Scheuer 分類ないし Ludwig 分類がよく知られているが，肝生検検体が必ずしも病変全体を代表するものではないことがあり，肝生検所見のみでは肝疾患病態の全貌を明らかにすることが困難なこともあることや，必ずしも予後と相関しないという問題が指摘され，近年 Nakanuma 分類を用いることが推奨されている [16]．PSC でも肝線維化の程度により病期診断が行われる．

C）治療適応の判断

　PBC・PSC でも組織所見によって治療適応の判断を行うことはない．

D）経過のモニタリング

　治療反応が良好であれば予後も良好であり，組織所見によって経過をモニタリングする必要はない．新規薬剤の臨床試験では複数回の肝生検により肝組織像のモニタリングが行われることが多いが [17]，実臨床で実施されることはほとんどない．

E）予後の予測

組織学的所見，ことに Nakanuma 分類は長期予後とよく相関することが報告されている[16]．PSC でも組織学的所見が長期予後と関連していることが知られ，Ludwig，Ishak，Nakanuma 分類が有用であり[18]，なかでも Nakanuma 分類が予後との関連が最も強い可能性が報告された[19]．

Ⅱ．非侵襲的評価による代替の可能性

病期診断は非侵襲的評価では代替できないが，予後予測については近年非侵襲的肝線維化評価が有用であるとする成績が PBC[20~24]，PSC[23, 25, 26]，いずれでも近年集積されつつある．PSC では非侵襲的評価による代替の可能性臨床試験におけるエンドポイントとしての重要性も議論されている[27]．

Ⅲ．肝生検でのみ評価できること

PBC・PSC いずれにおいても確定診断に肝生検は必須ではない．病期診断は肝生検でのみ評価が可能だが，非侵襲的肝線維化評価により予後予測が可能であることが明らかになれば，今後病期診断を行う必要性は低下していく可能性がある．

AIH-PBC overlap の診断には肝生検が必須である．

【原発性胆汁性胆管炎・原発性硬化性胆管炎：Summary】
- PBC・PSC の診断には肝生検は必須ではない．
- PBC・PSC の病期診断を行う場合には肝生検を行う必要があるが，予後予測における非侵襲的評価の有用性が示されつつある．
- AIH-PBC/AIH-PSC overlap の診断には肝生検が必須である．

文献

1) Ohira H, Abe K, Takahashi A, Watanabe H. Autoimmune hepatitis: recent advances in the pathogenesis and new diagnostic guidelines in Japan. Intern Med 2015; **54**: 1323-1328.
2) Takahashi A, Ohira H, Abe K, et al. Increasing incidence of acute autoimmune hepatitis: a nationwide survey in Japan. Sci Rep 2020; **10**: 14250.
3) Joshita S, Yoshizawa K, Umemura T, et al. Clinical features of autoimmune hepatitis with acute presentation: a Japanese nationwide survey. J Gastroenterol 2018; **53**: 1079-1088.
4) Sarin SK, Choudhury A, Sharma MK, et al. Acute-on-chronic liver failure: consensus recommendations of the Asian Pacific association for the study of the liver (APASL): an update. Hepatol Int 2019; **13**: 353-390.
5) 厚生労働省難治性疾患政策研究事業「難治性の肝・胆道疾患に関する調査研究」班．自己免疫性肝炎（AIH）診療ガイドライン（2021 年）．
http://www.hepatobiliary.jp/modules/medical/index.php?content_id=14.; 2020.
6) EASL Clinical Practice Guidelines: Autoimmune hepatitis. J Hepatol 2015; **63**: 971-1004.
7) Mack CL, Adams D, Assis DN, et al. Diagnosis and Management of Autoimmune Hepatitis in Adults and Children: 2019 Practice Guidance and Guidelines From the American Association for the Study of Liver

Diseases. Hepatology 2020; **72**: 671-722.

8) Wang G, Tanaka A, Zhao H, et al. The Asian Pacific Association for the Study of the Liver clinical practice guidance: the diagnosis and management of patients with autoimmune hepatitis. Hepatol Int 2021; **15**: 223-257.

9) Yoshizawa K, Matsumoto A, Ichijo T, et al. Long-term outcome of Japanese patients with type 1 autoimmune hepatitis. Hepatology 2012; **56**: 668-676.

10) Xu Q, Sheng L, Bao H, et al. Evaluation of transient elastography in assessing liver fibrosis in patients with autoimmune hepatitis. J Gastroenterol Hepatol 2017; **32**: 639-644.

11) Hartl J, Ehlken H, Sebode M, et al. Usefulness of biochemical remission and transient elastography in monitoring disease course in autoimmune hepatitis. J Hepatol 2018; **68**: 754-763.

12) Wu S, Yang Z, Zhou J, et al. Systematic review: diagnostic accuracy of non-invasive tests for staging liver fibrosis in autoimmune hepatitis. Hepatol Int 2019; **13**: 91-101.

13) Janik MK, Kruk B, Szczepankiewicz B, et al. Measurement of liver and spleen stiffness as complementary methods for assessment of liver fibrosis in autoimmune hepatitis. Liver Int 2021; **41**: 348-356.

14) 厚生労働省難治性疾患克服研究事業「難治性の肝・胆道疾患に関する調査研究」班. 原発性胆汁性肝硬変（PBC）の診療ガイドライン（2017年），2017.

15) 厚生労働省難治性疾患政策研究事業「難治性の肝・胆道疾患に関する調査研究」班. 原発性硬化性胆管炎診断基準（2017），2017.

16) Harada K, Hsu M, Ikeda H, et al. Application and validation of a new histologic staging and grading system for primary biliary cirrhosis. J Clin Gastroenterol 2013; **47**: 174-181.

17) Muir AJ, Levy C, Janssen HLA, et al. Simtuzumab for primary sclerosing cholangitis: phase 2 study results with insights on the natural history of the disease. Hepatology 2019; 69: 684-698.

18) de Vries EM, Verheij J, Hubscher SG, et al. Applicability and prognostic value of histologic scoring systems in primary sclerosing cholangitis. J Hepatol 2015; **63**: 1212-1219.

19) de Vries EM, de Krijger M, Färkkilä M, et al. Validation of the prognostic value of histologic scoring systems in primary sclerosing cholangitis: an international cohort study. Hepatology 2017; **65**: 907-919.

20) Corpechot C, Carrat F, Poujol-Robert A, et al. Noninvasive elastography-based assessment of liver fibrosis progression and prognosis in primary biliary cirrhosis. Hepatology 2012; **56**: 198-208.

21) Singh S, Kim WR, Talwalkar JA. Predicting clinical outcomes with elastography in primary biliary cirrhosis: one step closer? Gastroenterology 2013; **144**: 851-852.

22) Koizumi Y, Hirooka M, Abe M, et al. Comparison between real-time tissue elastography and vibration-controlled transient elastography for the assessment of liver fibrosis and disease progression in patients with primary biliary cholangitis. Hepatol Res 2017; **47**: 1252-1259.

23) Moctezuma-Velazquez C, Saffioti F, Tasayco-Huaman S, et al. Non-invasive prediction of high-risk varices in patients with primary biliary cholangitis and primary sclerosing cholangitis. Am J Gastroenterol 2019; **114**: 446-452.

24) Joshita S, Yamashita Y, Sugiura A, et al. Clinical utility of FibroScan as a non-invasive diagnostic test for primary biliary cholangitis. J Gastroenterol Hepatol 2020; **35**: 1208-1214.

25) Corpechot C, Gaouar F, El Naggar A, et al. Baseline values and changes in liver stiffness measured by transient elastography are associated with severity of fibrosis and outcomes of patients with primary sclerosing cholangitis. Gastroenterology 2014; **146**: 970-979; quiz e15-e16.

26) Vesterhus M, Hov JR, Holm A, et al. Enhanced liver fibrosis score predicts transplant-free survival in primary sclerosing cholangitis. Hepatology 2015; **62**: 188-197.

27) Ponsioen CY, Chapman RW, Chazouillères O, et al. Surrogate endpoints for clinical trials in primary sclerosing cholangitis: Review and results from an International PSC Study Group consensus process. Hepatology 2016; **63**: 1357-1367.

E. アルコール性肝障害

Ⅰ. 評価する病態と肝生検の役割

A) 確定診断

　アルコール性肝障害の診断は，飲酒量の評価と禁酒後の血液生化学検査の変化，および他の肝疾患の除外に基づいてなされる（日本アルコール医学生物学研究会 診断基準 2011 年版）[1]．EASL および American College of Gastroenterology（ACG）のガイドラインにおいても，アルコール性肝障害が疑われる全症例への肝生検は推奨されていない[2,3]．ただし，肝生検は，アルコール性肝障害の病型診断や正確な肝線維化進展の評価に有用な検査である[1,4]．また，他の肝疾患の合併を否定できない場合なども，肝生検が考慮されるべきである[1,4]．

B) 病期診断

　アルコール性肝障害は，一般的に①アルコール性脂肪肝，②アルコール性肝線維症，③アルコール性肝硬変，④アルコール性肝細胞癌の順に進行する[3,4]．そのため，肝線維化は病期の重要な指標であり，血清ヒアルロン酸は，アルコール性肝障害の高度肝線維化（F3）と肝硬変（F4）の診断において有用であることが報告されている（AUC：F3 0.79，F4 0.93）[5]．また，肝硬変の除外診断に transient elastography（TE）の有用性が複数のメタ解析にて報告されている[6〜8]．しかし，各線維化ステージのカットオフ値はいまだ十分な検証がなされておらず，正確な肝線維化の評価には肝生検も考慮される[8]．

　アルコール性肝炎は，いずれの病期にも起こりうる肝細胞の変性と壊死である．アルコール性肝炎は重症化すると高率に予後不良となることから，アルコール性肝炎が疑われる場合は，肝生検による確定診断が望ましい．アルコール性肝炎に対する肝生検の適応についていまだコンセンサスの得られた基準はないが，NIH-sponsored consensus meeting にてアルコール性肝炎を definite，probable，possible の 3 群に分類することが提唱されている[9]．Definite の定義は，臨床所見と病理所見よるアルコール性肝炎の確定診断である．Probable の定義は，臨床的にアルコール性肝炎と考えられ，他の肝疾患の合併が疑われないものである．Possible の定義は，臨床的にアルコール性肝炎が疑われるが，虚血性肝炎，薬物性肝炎や他の肝疾患の合併が認められるものである．Probable は肝生検が必須ではないが，Possible に対しては肝生検が推奨される[3,4,10]．ただし，凝固能が著しく低下している場合や腹水貯留を認める場合は経皮的肝生検は原則的に禁忌である．経皮的肝生検が行えない状況下において，経頸静脈的肝生検の有用性が欧米より報告されているが[11,12]，日本では施行可能な施設は限られている．

C) 治療適応の判断

　過剰な飲酒は様々な健康障害を引き起こすことから，飲酒問題の程度を Alcohol Use Disorders

Identification Test（AUDIT）を用いて評価することが望ましい．特定保健指導で用いられている厚生労働省　標準的な健診・保健指導プログラムでは，AUDIT 8〜14 点の場合を減酒支援（ブリーフインターベンション）の適応，AUDIT 15 点以上はアルコール依存症の疑いがあるため，専門医療機関での治療適応としている[13]．ACG のガイドラインにおいても AUDIT 8 点以上が治療適応となっている[3]．

D）経過のモニタリング

　アルコール性肝障害の病期や病態をモニタリングするために，肝生検を反復して行うことは現実的には困難である．そのため，血液生化学検査により肝予備能を評価するとともに，非侵襲的な検査により肝線維化を評価するのが一般的である．これまでに，transient elastography および 2-dimensional shear-wave elastography は，肝硬変の除外診断に有用であることが報告されている[8, 14]．

E）予後の予測

　アルコール性肝障害患者の長期予後についていまだ十分なエビデンスはないが，これまでに肝生検にて診断したアルコール性肝障害患者 192 名を対象とした後ろ向き研究が報告されている[15]．その結果，5 年間の死亡率は代償性肝硬変患者で 13％，非代償性肝硬変患者で 43％であることが報告されている．さらに，代償性肝硬変患者では，高度肝線維化（F3-4）が唯一の独立予後因子（hazard ratio［HR］16.3）であることが報告されている．一方，非代償性肝硬変患者の予後には，pericellular fibrosis（HR 0.32），女性（HR 2.0），血清ビリルビン値（HR 1.05），PT-INR（HR 3.10）など様々な要因が関与する[15]．また，断酒による予後改善効果は，あらゆる病期においても有効であり，アルコール性肝障害患者の予後を改善する[4, 15]．日本の多施設共同研究にて，重症アルコール性肝炎の診断 100 日の生存率は 63.8％と報告されている[16]．このように，重症アルコール性肝炎は予後不良な病態であり，重症度スコアを用いた評価が必要である．重症度スコアには，アルコール性肝炎の重症度判定のためのスコア（日本アルコール医学生物学研究会診断基準 2011 年版）があり，10 点以上で重症型アルコール性肝炎と診断し，治療介入の必要性が示されている[1]．AASLD ガイダンス，EASL および ACG のガイドラインでは，Maddrey's discriminant function スコア，Lille スコア，Model for End-Stage Liver Disease（MELD）スコアを用いた重症度評価が推奨されている．

Ⅱ．非侵襲的評価による代替の可能性 （表 1）

　血清ヒアルロン酸は，アルコール性肝障害の高度肝線維化（F3）と肝硬変（F4）の診断において有用であることが報告されている[5]．超音波エラストグラフィによる非侵襲的評価では，肝硬変の除外診断に transient elastography（TE）の有用性が複数のメタ解析にて報告されている[6〜8]．また，2-dimensional shear-wave elastography や acoustic radiation force impulse（ARFI）elastography の有用性も報告されている[14, 17]．しかし，これらの非侵襲的評価法は，各線維化ステージのカットオフ値についていまだ十分な検証がなされていない．
　Enhanced liver fibrosis（ELF）スコアや FibroTest も，F3 以上の診断における有用性が報告され

表1　アルコール性肝障害（ALD）の非侵襲的肝線維化評価法（F3 以上の診断能）

マーカー	カットオフ値	AUROC	感度(%)	特異度(%)	陽性的中率(%)	陰性的中率(%)
AST/ALT 比	≧ 1.0	0.76(0.69 ～0.82)	85(74 ～ 93)	46(39 ～ 52)	32(25 ～ 39)	91(84 ～ 96)
γGTP/ 血小板比	≧ 0.32	0.80(0.75 ～0.85)	88(78 ～ 95)	64(57 ～ 70)	42(33 ～ 50)	95(90 ～ 98)
FIB-4	≧ 3.25	0.85(0.80 ～0.90)	58(45 ～ 70)	91(86 ～ 94)	64(51 ～ 76)	88(83 ～ 92)
APRI	≧ 1.0	0.80(0.74 ～0.86)	38(26 ～ 51)	90(85 ～ 93)	52(37 ～ 67)	83(78 ～ 88)
ELF	≧ 10.5	0.92(0.89 ～0.96)	79(67 ～ 88)	91(86 ～ 94)	71(59 ～ 81)	94(89 ～ 96)
FibroTest™	≧ 0.58	0.90(0.86 ～0.94)	67(54 ～ 78)	89(84 ～ 93)	64(51 ～ 75)	90(85 ～ 94)
TE	≧ 15kPa	0.97(0.95 ～0.99)	91(81 ～ 97)	95(91 ～ 98)	84(73 ～ 92)	98(94 ～ 99)

［日本肝臓学会（編）．アルコール性肝障害（アルコール関連肝疾患）診療ガイド 2022，文光堂，2022 より引用］

ている[26]．また，FibroTest は 5 種類の血液生化学検査を要することから実臨床での使用は困難な場合が多い．Mac2 結合蛋白糖鎖修飾異性体や MR elastography は，非アルコール性脂肪性肝疾患の肝線維化診断能に有用であることが報告されているが[18~20]，アルコール性肝障害におけるこれら非侵襲的評価法の有用性を示す十分なエビデンスはいまだ報告されていない．

Ⅲ．肝生検でのみ評価できること

　肝生検は，アルコール性肝障害の病型診断や正確な肝線維化進展の評価に有用である[1,4]．また，飲酒歴を有する肝疾患患者の約 20％に二次性もしくは他の肝疾患の合併が認められるため[5,21]，他の肝疾患の併発を否定できない場合などでは，肝生検も考慮されるべきである[1,4]．

　アルコール性肝炎の場合，肝生検は診断に有用なだけでなく，病理学的所見（肝細胞の風船様変化，好中球の浸潤を伴う小葉内炎症，Mallory-Denk 体，胆汁うっ滞や巨大ミトコンドリア）は短期予後の指標であることが示されている[2]．また，多核白血球の浸潤，軽度の脂肪沈着や胆汁うっ滞はステロイド治療の反応性や予後予測にも関連する重要な所見である[2,22~25]．

【アルコール性肝障害：Summary】

● 典型的なアルコール性肝障害の症例では，肝生検を考慮しなくてもよい．
● 他の肝疾患の併発を否定できない場合は肝生検が有用である．
● 非侵襲的検査法である transient elastography 肝硬変の除外診断には有用であるが，正確な肝線維化の評価には肝組織学的評価が有用である．
● 肝生検は，アルコール性肝炎を含めた病型診断に有用である．
● アルコール性肝炎において，肝病理所見は，治療方針の決定ならびに治療反応性や予後の予測に有用である．

文献

1) アルコール性肝障害診断基準見直しのためのワーキンググループ委員．JASBRA アルコール性肝障害診断基準 2011 年版（2021 年小改訂）．http://plazauminacjp/jasbra/sub-kijyunhtml 2021.

2) EASL Clinical Practice Guidelines: Management of alcohol-related liver disease. J Hepatol 2018; **69**: 154-181.

3) Singal AK, Bataller R, Ahn J, et al. ACG Clinical Guideline: Alcoholic Liver Disease. Am J Gastroenterol 2018; **113**: 175-194.

4) Crabb DW, Im GY, Szabo G, et al. Diagnosis and Treatment of Alcohol-Associated Liver Diseases: 2019 Practice Guidance From the American Association for the Study of Liver Diseases. Hepatology 2020; **71**: 306-333.

5) O'Shea RS, Dasarathy S, McCullough AJ. Alcoholic liver disease. Am J Gastroenterol 2010; **105**: 14-32; quiz 33.

6) Cai C, Song X, Chen X, et al. Transient elastography in alcoholic liver disease and nonalcoholic fatty liver disease: a systemic review and meta-analysis. Can J Gastroenterol Hepatol 2021; **2021**: 8859338.

7) Pavlov CS, Casazza G, Nikolova D, et al. Systematic review with meta-analysis: diagnostic accuracy of transient elastography for staging of fibrosis in people with alcoholic liver disease. Aliment Pharmacol Ther 2016; **43**: 575-585.

8) Pavlov CS, Casazza G, Nikolova D, et al. Transient elastography for diagnosis of stages of hepatic fibrosis and cirrhosis in people with alcoholic liver disease. Cochrane Database Syst Rev 2015; **1**: CD010542.

9) Lucey MR, Mathurin P, Morgan TR. Alcoholic hepatitis. N Engl J Med 2009; **360**: 2758-2769.

10) Crabb DW, Bataller R, Chalasani NP, et al. Standard definitions and common data elements for clinical trials in patients with alcoholic hepatitis: recommendation from the NIAAA Alcoholic Hepatitis Consortia. Gastroenterology 2016; **150**: 785-790.

11) Arab JP, Roblero JP, Altamirano J, et al. Alcohol-related liver disease: Clinical practice guidelines by the Latin American Association for the Study of the Liver (ALEH). Ann Hepatol 2019; **18**: 518-535.

12) Esposito AA, Nicolini A, Meregaglia D, et al. Role of transjugular liver biopsy in the diagnostic and therapeutic management of patients with severe liver disease. Radiol Med 2008; **113**: 1008-1017.

13) 厚生労働省．標準的な健診・保健指導プログラム．https://wwwmhlwgojp/stf/seisakunitsuite/bunya/0000194155html.

14) Thiele M, Detlefsen S, Sevelsted Møller L, et al. Transient and 2-Dimensional Shear-Wave Elastography Provide Comparable Assessment of Alcoholic Liver Fibrosis and Cirrhosis. Gastroenterology 2016; **150**: 123-133.

15) Lackner C, Spindelboeck W, Haybaeck J, et al. Histological parameters and alcohol abstinence determine long-term prognosis in patients with alcoholic liver disease. J Hepatol 2017; **66**: 610-618.

16) 堀江義則，山岸由幸，海老沼浩利，日比紀文．本邦におけるアルコール性肝炎の重症度判定のた

めの新しいスコア．肝臓 2012; **66**: 429-431.

17) Hittalamani IM, Lakhkar BB, Pattanashetti RC, Lakhkar BN. Acoustic radiation force impulse elastography of liver as a screening tool for liver fibrosis in alcoholic liver disease. Indian J Radiol Imaging 2019; **29**: 190-194.

18) Abe M, Miyake T, Kuno A, et al. Association between Wisteria floribunda agglutinin-positive Mac-2 binding protein and the fibrosis stage of non-alcoholic fatty liver disease. J Gastroenterol 2015; **50**: 776-784.

19) Nishikawa H, Enomoto H, Iwata Y, et al. Clinical significance of serum Wisteria floribunda agglutinin positive Mac-2-binding protein level in non-alcoholic steatohepatitis. Hepatol Res 2016; **46**: 1194-1202.

20) Imajo K, Kessoku T, Honda Y, et al. Magnetic resonance imaging more accurately classifies steatosis and fibrosis in patients with nonalcoholic fatty liver disease than transient elastography. Gastroenterology 2016; **150**: 626-637 e7.

21) Levin DM, Baker AL, Riddell RH, et al. Nonalcoholic liver disease. Overlooked causes of liver injury in patients with heavy alcohol consumption. Am J Med 1979; **66**: 429-434.

22) Nissenbaum M, Chedid A, Mendenhall C, Gartside P. Prognostic significance of cholestatic alcoholic hepatitis. VA Cooperative Study Group #119. Dig Dis Sci 1990; **35**: 891-896.

23) Mathurin P, Duchatelle V, Ramond MJ, et al. Survival and prognostic factors in patients with severe alcoholic hepatitis treated with prednisolone. Gastroenterology 1996; **110**: 1847-1853.

24) Duvoux C, Radier C, Roudot-Thoraval F, et al. Low-grade steatosis and major changes in portal flow as new prognostic factors in steroid-treated alcoholic hepatitis. Hepatology 2004; **40**: 1370-1378.

25) Altamirano J, Miquel R, Katoonizadeh A, et al. A histologic scoring system for prognosis of patients with alcoholic hepatitis. Gastroenterology 2014; **146**: 1231-1239.e1-e6.

F. 薬物性肝障害

Ⅰ. 評価する病態と肝生検の役割

A) 評価する病態

　薬物性肝障害の診断において特異的なバイオマーカーは存在しない. 被疑薬投与期間と肝障害の時間的関連が重要であり, 薬物服用後に肝障害が出現し, 中止によって回復することが大原則となるが, 薬物や肝障害の種類により様々な時間経過を取りうる. したがって, 薬物性肝障害診断の基本は, どのような肝障害であっても薬物性肝障害の可能性を念頭に置くこと, 薬物 (医療用医薬品にととまらず一般用医薬品, 自然食品・健康食品, サプリメントなども含め) 摂取歴を詳細に聴取すること, 薬物服用開始ないし終了日と肝障害の経過との時間的関連を正確に把握すること, 他の成因による肝障害を除外すること, 以上の 4 点である[1]. 診断のためには, スコアリングシステムが用いられ, 国内では DDW-J2004 薬物性肝障害ワークショップのスコアリングが知られている. 肝障害の病型, 発症までの期間, 経過, 危険因子, 薬物以外の原因の有無, 過去の肝障害の報告, 好酸球増多, DLST, 偶然の再投与が行われたときの反応の 9 項目が含まれる[2].

　薬物性肝障害では, あらゆる病型の肝障害を惹起する可能性があり, 薬物性肝障害全般を示唆する特異的病理所見も存在しないため, 確定診断に肝生検は必須ではなく, スコアリングシステムにも含まれていない. しかし, 薬物ごとに特徴的な組織像を示すものがあるため, 診断の補助になることがある. また, 薬物中止後も改善を認めずステロイドなどの治療介入の必要な症例において, 他疾患の可能性を否定できない場合の鑑別診断や予後予測にも肝生検の検討が必要になる.

B) 病型診断

　薬物性肝障害の病理所見は, 肝細胞障害型, 胆汁うっ滞型, 混合型 (肝細胞障害型＋胆汁うっ滞型) に大別されるが, 脂肪化, 血管病変, 腫瘍形成を呈する特殊型も存在する. また, 近年, 抗がん薬や免疫抑制薬による B 型肝炎再活性化や免疫チェックポイント阻害薬による肝障害も広義の薬物性肝障害に含まれる[3].

　肝細胞障害型で認める肉芽腫は, アレルギー性特異体質の場合にみられ, サルコイドーシス, 結核など他の病変にも認める所見ではあるが, これらの疾患が除外された場合, 薬物性肝障害診断の補助になりうる. 脂肪化には, 大脂肪滴と小脂肪滴がある. 大脂肪滴を惹起する起因薬物としてアルコール, メトトレキサート, 副腎皮質ステロイド薬などがあげられ, テトラサイクリン系抗菌薬などが小脂肪滴を惹起する. NASH を呈する場合もあり, 起因薬物としてはアミオダロン, タモキシフェンなどが報告されている. 血管病変として, シクロホスファミド, ブスルファン, アザチオプリン, エトポシドなどの抗がん薬によって, 中心静脈から肝静脈壁

に線維性肥厚，内腔狭窄を生じる sinusoidal obstruction syndrome（SOS）ないし veno-occlusive disease（VOD）や，類洞の拡張と血液貯留を示す peliosis hepatis，門脈血栓などが惹起される場合がある[4]．上記薬物と病理所見の対応が確認された場合，診断の補助になると考えられる．

C）鑑別診断

多くの薬物性肝障害においては起因薬物の中止により病態が改善することが多いが，まれに重篤な肝障害にいたる可能性がある．重篤な肝障害では，ステロイド投与を含む免疫抑制療法から血漿交換などの人工肝補助療法の検討が必要になるが，治療介入の前には，ウイルス性肝炎など感染に伴う肝障害の可能性を確実に除外するため肝生検が必要である．しかし，肝障害の進行による出血傾向が出現する前に施行する必要があり，このような場合，経頸静脈的な生検も検討する必要がある．

AIH の血清マーカーは，一般人口においても抗核抗体で15～24％，IgG 高値も5％と高い頻度で認められるため[5,6]，薬物を服用している症例において血清マーカーのみで AIH と鑑別することは困難である[7]．詳細な検査を行っても AIH と区別がつかない薬物性肝障害が9％，薬物が引き金となって発症したと考えられる AIH が9％あり，これらはいずれも薬物誘発性 AIH とされる[8]．AIH ではステロイドを含む免疫抑制療法が適応となり，ステロイド中止により再燃するリスクが高いため治療前に薬物性肝障害との鑑別のための肝生検が必要になる．

D）予後の予測

薬物性肝障害249名の肝生検を評価した研究では，肝細胞障害型でより重度の炎症と細胞死がみられたのに対し，胆汁うっ滞型で，胆汁栓の頻度が高く，胆管消失を認めた．肝不全あるいは死亡にいたった46例では，肝細胞壊死，線維化，小脂肪滴，細胆管反応の程度が高かった．肝障害の程度が軽い症例では好酸球と肉芽腫が多くみられた[9]．同様に好酸球の存在が予後良好と関連し，肝細胞壊死が生存率の低さと関連しているという報告がある[10]．また，胆管消失の所見は，進行性胆汁うっ滞を伴う胆管消失症候群の発症を示唆しており，移植を必要とする肝不全や死亡につながるという報告があり[11]，肝生検による組織学的所見は薬物性肝障害症例の予後予測に有用である可能性を示唆している．

Ⅱ．非侵襲的評価による代替の可能性

病型診断においては，一般生化学検査により，肝細胞障害型，胆汁うっ滞型の鑑別は可能である．また，脂肪化や血管病変，胆道閉塞に関しても画像検査の所見から推定することが可能である．

鑑別診断において，ウイルス性肝炎の大部分は，特異的な血清マーカーを用いて同定可能であるが，肝炎ウイルス以外のウイルス感染でも肝障害を惹起する可能性に留意する必要がある．自己免疫性肝疾患との鑑別においては，血清マーカーおよび発症の経過，薬物服用歴で鑑別が可能であるが，薬物誘発性 AIH など鑑別が困難な症例も存在する．

予後予測においては，実臨床では脳症やプロトロンビン時間，黄疸など他の肝疾患と同様の肝予備能による評価が行われる[12]．

Ⅲ．肝生検でのみ評価できること

薬物性肝障害の診断において肝生検は必須ではない．しかし，病型の確認や他疾患の除外に有用である．治療介入が必要な重篤な症例においてはタイミングを逸することなく施行する必要がある．また，実臨床においては，MASH（NASH）や ALD，自己免疫性肝疾患を併存し，多数の薬剤を投与されている症例も多く個別の影響を評価することは困難である．病理学的所見が複数の成因のうち，どの病態が有意か推定する一助になる可能性はある．

【薬物性肝障害：Summary】
- 薬物性肝障害の診断のためには，肝生検は必須ではない．
- 肝生検による病型の確定が診断の補助になる可能性がある．
- AIH や感染症に関連した肝障害など他疾患と鑑別を行ったうえで治療介入する必要がある場合は診断補助のために肝生検が必要である．

文献

1) Kullak-Ublick GA, Andrade RJ, Merz M, et al. Drug-induced liver injury: recent advances in diagnosis and risk assessment. Gut 2017; **66**: 1154-1164.
2) Takikawa H, Onji M. A proposal of the diagnostic scale of drug-induced liver injury. Hepatol Res 2005; **32**: 250-251.
3) Hoofnagle JH, Björnsson ES. Drug-induced liver injury: types and phenotypes. N Engl J Med 2019; **381**: 264-273.
4) 厚生労働省．重篤副作用疾患別対応マニュアル薬物性肝障害，2019.
5) Zeman MV, Hirschfield GM. Autoantibodies and liver disease: uses and abuses. Can J Gastroenterol 2010; **24**: 225-231.
6) Gonzalez-Quintela A, Alende R, Gude F, et al. Serum levels of immunoglobulins (IgG, IgA, IgM) in a general adult population and their relationship with alcohol consumption, smoking and common metabolic abnormalities. Clin Exp Immunol 2008; **151**: 42-50.
7) Suzuki A, Brunt EM, Kleiner DE, et al. The use of liver biopsy evaluation in discrimination of idiopathic autoimmune hepatitis versus drug-induced liver injury. Hepatology 2011; **54**: 931-939.
8) Björnsson E, Talwalkar J, Treeprasertsuk S, et al. Drug-induced autoimmune hepatitis: clinical characteristics and prognosis. Hepatology 2010; **51**: 2040-2048.
9) Kleiner DE, Chalasani NP, Lee WM, et al. Hepatic histological findings in suspected drug-induced liver injury: systematic evaluation and clinical associations. Hepatology 2014; **59**: 661-670.
10) Björnsson E, Kalaitzakis E, Olsson R. The impact of eosinophilia and hepatic necrosis on prognosis in patients with drug-induced liver injury. Aliment Pharmacol Ther 2007; **25**: 1411-1421.
11) Bonkovsky HL, Kleiner DE, Gu J, et al. Clinical presentations and outcomes of bile duct loss caused by drugs and herbal and dietary supplements. Hepatology 2017; **65**: 1267-1277.
12) EASL Clinical Practice Guidelines: Drug-induced liver injury. J Hepatol 2019; **70**: 1222-1261.

G. 原因不明肝障害

Ⅰ. 原因不明の肝機能障害

　急性の肝機能障害においては，結果的に経過観察で改善する病態であることも多い．一方で，重篤な肝不全にいたる肝障害は B 型肝炎や AIH，アルコール性肝炎など血清マーカーや臨床経過で診断にいたるものが多い.

　慢性の原因不明肝障害における肝生検の役割を検討した報告がある．肝生検を受けた 354 症例の組織学的所見を調べた研究では，66％で NAFLD を示唆する所見を示し，その他，薬物性肝障害，PBC および二次性胆汁性肝硬変，AIH，アルコール関連肝疾患，PSC，ヘモクロマトーシス，アミロイドーシス，糖尿病であった．6％の症例で組織に異常を認めなかったが，26％の症例ではある程度の線維化が認められ，6％の症例は肝硬変にいたっていた．肝生検の結果により，18％の症例で治療方針が変更され，3 家族が遺伝性肝疾患のプログラムに参加することとなった．原因不明肝障害において組織学的検査は有意義な情報を提供すると結論づけられている [1]．最近の原因不明肝障害 28 症例の検討においても生検により，11 例の自己免疫性肝疾患，9 例の NAFLD が確認された．ヘモクロマトーシス 1 例，胆管消失症候群から PBC 1 症例が疑われており，鑑別診断に有用と報告されている [2]．

　一方で，症状のない原因不明肝障害 36 症例を対象とした別の研究では，肝生検前の診断と組織学的所見の比較を行った．肝生検前の診断は，NASH（24 例），AIH（3 例），PBC（2 例），PSC（2 例），その他（5 例）で，組織学的所見により診断が変更されたのは 14％であった．肝生検は診断の確定に役立つが，臨床診断の変更にいたることはまれで，治療方針まで変更されることはさらに少ないと本研究では報告されている [3]．

　原因不明肝障害症例においては肝生検のリスクとベネフィットを慎重に比較検討し，肝生検を行うかどうかを個別に判断する必要がある．アミロイドーシスは出血のリスクから肝生検は避けることが望ましい [4~6]．原因不明肝障害症例の診断においてはアミロイドーシスの可能性が否定できない場合は，肝生検より他の検査による診断を先行すべきである.

Ⅱ. 原因不明肝硬変

　肝硬変患者の 3~30％は原因不明である．移植後の症例を解析した報告では，移植症例 534 例のうち 27 例（5％）が原因不明肝硬変であった．病理学的検索により，9 例（33％）が NASH，6 例（22％）が自己免疫性肝疾患，4 例が ALD と判明した [7]．同様な疫学データに基づいて，"burn-out" NASH が原因不明肝硬変の主要な原因のひとつであると考えられている [8~10]．

　肝生検は，原因不明肝硬変の補助診断となる可能性があり，自己免疫性肝疾患を示唆する炎症細胞浸潤の所見および MASH（NASH）を示唆する脂肪沈着，風船様変性，核糖原などの所見が

鑑別に有用な可能性がある[7].

【原因不明肝障害：Summary】
- 原因不明の肝機能障害では生検により MASLD（NAFLD）や自己免疫性肝疾患と診断される症例が多いが，ヘモクロマトーシスやアミロイドーシス，糖原病などの診断にいたる症例もあるため，肝生検を考慮する.
- アミロイドーシスは出血のリスクがあるため，鑑別は他の検査を先行し，肝生検は避けることが望ましい.
- 原因不明肝硬変の多くは，"burn-out" NASH が原因と考えられているが，自己免疫性肝疾患などとの鑑別に肝生検が有用な可能性がある.

文献

1) Skelly MM, James PD, Ryder SD. Findings on liver biopsy to investigate abnormal liver function tests in the absence of diagnostic serology. J Hepatol 2001; **35**: 195-199.

2) Jabłońska J, Cielecka-Kuszyk J, Mikuła T, et al. Hepatopathy of unknown etiology - is liver biopsy a good tool in differential diagnosis? Arch Med Sci 2019; **15**: 1462-1467.

3) Sorbi D, McGill DB, Thistle JL, et al. An assessment of the role of liver biopsies in asymptomatic patients with chronic liver test abnormalities. Am J Gastroenterol 2000; **95**: 3206-3210.

4) Mumford AD, O'Donnell J, Gillmore JD, et al. Bleeding symptoms and coagulation abnormalities in 337 patients with AL-amyloidosis. Br J Haematol 2000; **110**: 454-460.

5) Park MA, Mueller PS, Kyle RA, et al. Primary (AL) hepatic amyloidosis: clinical features and natural history in 98 patients. Medicine (Baltimore) 2003; **82**: 291-298.

6) Rockey DC, Caldwell SH, Goodman ZD, et al. Liver biopsy. Hepatology 2009; **49**: 1017-1044.

7) Ayata G, Gordon FD, Lewis WD, et al. Cryptogenic cirrhosis: clinicopathologic findings at and after liver transplantation. Hum Pathol 2002; **33**: 1098-1104.

8) Teli MR, James OF, Burt AD, et al. The natural history of nonalcoholic fatty liver: a follow-up study. Hepatology 1995; **22**: 1714-1719.

9) Caldwell SH, Oelsner DH, Iezzoni JC, et al. Cryptogenic cirrhosis: clinical characterization and risk factors for underlying disease. Hepatology 1999; **29**: 664-669.

10) Poonawala A, Nair SP, Thuluvath PJ. Prevalence of obesity and diabetes in patients with cryptogenic cirrhosis: a case-control study. Hepatology 2000; **32** (4 Pt 1): 689-692.

H. 小児肝疾患

I. 評価する病態と肝生検の役割

　小児期発症の肝疾患は，成人に比して症例数は少ないが，網羅すべき疾患は多岐にわたる．
　小児の鑑別すべき疾患を表1にまとめた[1]．したがって，肝生検は，その病態，原因，疾患の進行度，治療反応性などを評価するために最も有用な検査である[2]．

A) 確定診断

　遺伝子診断技術の発展により遺伝性肝疾患は，組織学的検討を行わなくても確定診断できる機会が増えてきている[3]．しかし，遺伝子診断で確定できない場合は，胆汁排泄にかかわるトランスポーターなどに対する肝細胞の特殊免疫染色や電子顕微鏡による組織学的診断を加えることにより病態を把握し未診断であった遺伝性肝疾患の確定診断を導くことができる[4]．

　糖原病では，赤血球の酵素活性は正常でも肝臓内の酵素活性のみ低下していることがあり，肝組織の検討で確定診断できる症例がある．

　PSCは肝内外の大きな胆管に病変の首座がある．しかし，小葉間胆管の"onion-skin fibrosis"は診断的価値がある．AIHとPSCのoverlap syndrome（血清学的に自己免疫現象が存在し，画像上胆管病変を有する症候群）を診断するには，肝生検は必須である[5]．

　わが国における小児期発症急性肝不全症例では，約50％の原因が特定できない．また，肝移植でしか救命できない症例が存在し，特に1歳までの乳児での予後が不良である[6]．一方，海外からの報告では，約30％の症例で原因は不明であり，1〜5歳ではその60％以上の成因は不明である[7]．

　急性肝不全における肝生検の意義は，限定的で懐疑的であるという意見もある[5]．

　一方，表1に示したように急性肝不全にいたる病態は多岐にわたる．肝生検を行うことによって成因の予測や病態の把握が可能であり，治療戦略も把握できる[7]．

B) 病期診断

　病期診断が必要な小児期発症の肝疾患は，B型慢性肝炎，AIH，PSCがあげられる．

　B型慢性肝炎の治療は成人と異なり，小児期から一生涯核酸アナログ製剤を服用することはコンセンサスが得られていない．ALT値とHBe抗原，HBe抗体，HBV DNA量の推移を考慮し，治療を選択する場合は，肝生検によって病期を診断することが推奨されている[8]．

　AIHは，炎症の程度ならびに線維化のステージを把握する必要がある[5]．

C) 治療適応の判断

　B型慢性肝炎では，中等度から高度の炎症ならびに線維化を認めた場合は，治療の適応と判

表 1　小児の鑑別すべき疾患

［胆汁うっ滞性肝障害］

- 胆道閉鎖症
- neonatal intrahepatic cholestasis by Citrin deficiency（NICCD）
- アラジール症候群
- 良性反復性肝内胆汁うっ滞症
- 進行性家族性肝内胆汁うっ滞症
- 非症候性胆管減少症
- 新生児肝炎症候群
- 新生児ヘモクロマトーシス
- ニーマンピック C
- ミトコンドリア病
- 先天性胆汁酸代謝異常症
- 薬剤性肝障害
- 硬化性胆管炎
- 原因不明

［慢性肝機能異常］

- 自己免疫性肝炎
- 硬化性胆管炎
- ウィルソン病
- 糖原病
- シトリン欠損症
- ライソゾーム病（ポンペ，ライソゾーム酸性リパーゼ欠損症）
- 脂質代謝異常（脂肪肝を含む）
- ミトコンドリア病
- フィブリノーゲン蓄積病
- アラジール症候群
- 先天性肝線維症
- B 型肝炎ウイルス
- C 型肝炎ウイルス
- サイトメガロウイルス
- EB ウイルス
- 薬剤性肝障害
- 原因不明

［急性肝不全］

- 自己免疫性肝炎
- 血球貪食性リンパ組織球症
- 若年生特発性関節リウマチ関連（マクロファージ活性化症候群）
- 肝炎関連再生不良性貧血
- ミトコンドリア異常症
- EB ウイルス感染症
- 薬剤性
- 川崎病
- ウィルソン病
- 原因不明

［乾　あやの. 小児臨床肝臓学, 東京医学社, 2017: p.32-36. [1] より引用］

断される[8].

　急性肝障害では，組織学的検討によりその肝障害が AIH によるものかの診断が可能であり[9]，壊死・炎症・線維化を評価することにより，治療戦略を立てることができる.

D）経過のモニタリング

小児期発症の PSC では，自己抗体や IgG 高値など AIH と鑑別が困難な場合が比較的多い[10]．特に overlap 症候群では，ステロイドに対する反応は乏しい．当初，AIH と診断されていても長期的に経過観察していると PSC と診断される症例があり[11]，経過のモニタリングに肝生検は重要な役割を果たす．

すでに治療法が確立している代謝性肝疾患において（Wilson 病，シトリン欠損症，糖原病など）も経過中に肝機能異常が改善しない場合や再燃する場合は，原因究明のために肝生検を行うべきである．

E）予後の予測

急性肝障害では，肝細胞の脱落・変性・壊死の程度により，ある程度の予後予測することができる．また，胆汁うっ滞性肝障害では，胆管の障害の評価を行うことにより予後を予測することが可能な場合がある．

Ⅱ．非侵襲的評価による代替の可能性

小児期発症の各肝疾患においては，肝線維化を評価するための特異的な血液マーカーや画像診断・肝硬度評価などの非侵襲的検査は確立されていない．健康小児の正常な肝硬度値の設定が検討されている[12, 13]．

MR elastography では，小児では成人の基準値より高値であり，小児の基準値はまだ定まっていない[14]．

Ⅲ．肝生検でのみ評価できること

小児期発症の肝疾患では，前述したとおり，原因疾患は多岐にわたり，未診断症例も多い．したがって，肝生検による組織学的検討（電子顕微鏡学的検討も含む）は，肝臓に備っている代謝，免疫，機能などを総合的に判断できる[5]．原因不明の肝障害では，肝生検による組織学的検討が重要な役割を果たす．

【小児肝疾患：Summary】
- 非侵襲的な検査方法でも原因が不明の肝機能異常症例については，肝生検による組織学的検討（電子顕微鏡学的検討も含む）は有用である．
- 肝生検を行うことにより，診断，病態，予後を把握し，治療戦略を立てることができる．

文献

1) 乾　あやの．肝生検の適応，禁忌，方法．小児臨床肝臓学，東京医学社，2017: p.32-36.
2) Srivastava A, Prasad D, Panda I, et al. Transjugular versus percutaneous liver biopsy in children: indication, success, yield, and complications. J Pediatr Gastroenterol Nutr 2020; **70**: 417-422.

3）Togawa T, Sugiura T, Ito K, et al. Molecular genetic dissection and neonatal/infantile intrahepatic cholestasis using targeted next-generation sequencing. J Pediatr 2016; **171**: 171-177 e1-e4.

4）Uehara T, Yamada M, Umetsu S, et al. Biallelic mutations in the LSR gene cause a novel type of infantile intrahepatic cholestasis. J Pediatr 2020; **221**: 251-254.

5）Dezsőfi A, Baumann U, Dhawan A, et al. Liver biopsy in children: position paper of the ESPGHAN Hepatology Committee. J Pediatr Gastroenterol Nutr 2015; **60**: 408-420.

6）乾　あやの，位田　忍，須磨崎　亮ほか．本邦における小児期の劇症肝不全．日本腹部救急医学会雑誌 2009; **29**: 583-589.

7）Alonso EM, Horslen SP, Behrens EM, Doo E. Pediatric acute liver failure of undetermined cause: a research workshop. Hepatology 2017; **65**: 1026-1037.

8）乾　あやの．小児 B 型慢性肝炎における治療の現状．日本小児科学会雑誌 2017; **121**: 1955-1963.

9）Nguyen Canh H, Harada K, Ouchi H, et al. Acute presentation of autoimmune hepatitis: a multicentre study with detailed histological evaluation in a large cohort of patients. J Clin Pathol 2017; **70**: 961-969.

10）十河　剛，藤沢知雄，乾　あやの ほか．小児期に発症した原発性硬化性胆管炎の 10 例．日本小児科学会雑誌 2000; **104**: 862-867.

11）Gregorio GV, Portmann B, Reid F, et al. Autoimmune hepatitis in childhood: a 20-year experience. Hepatology 1997; **25**: 541-547.

12）Mjelle AB, Mulabecirovic A, Havre RF, et al. Normal liver stiffness values in children: a comparison of three different elastography methods. J Pediatr Gastroenterol Nutr 2019; **68**: 706-712.

13）Li DK, Khan MR, Wang Z, et al. Normal liver stiffness and influencing factors in healthy children: an individual participant data meta-analysis. Liver Int 2020; **40**: 2602-2611.

14）Sawh MC, Newton KP, Goyal NP, et al. Normal range for MR elastography measured liver stiffness in children without liver disease. J Magn Reson Imaging 2020; **51**: 919-927.

第4章

肝腫瘍生検

Ⅰ．評価する病態と肝生検の役割

A）確定診断

　腹部超音波，CT，MRI などの画像検査件数は年々増えており[1]，画像検査を受けた患者に肝占拠性病変が偶然みつかるケースは概ね 10〜33％程度といわれている[2]．診断のためにはまず詳細な病歴聴取（慢性肝疾患の有無，薬剤使用の有無など）を行い，各種画像所見から鑑別を十分に行うべきである．ウイルス性肝炎や肝硬変を背景に生じる腫瘍においては，CT，MRI，PET などの画像診断技術の発展により肝腫瘍生検が必須とされる場面は減ってきている[3]．しかし，近年の患者背景の変化（ウイルス性から非ウイルス性，高齢化）に伴い，非硬変肝ないし正常肝に生じる肝腫瘍が増加している．腫瘍生検は出血リスク，播種リスクを伴うことから，まずは詳細な画像検索や血清学的マーカーを用いて診断を試み，非典型例の場合には必要に応じ腫瘍生検が考慮される．以下，肝占拠性病変が発見された際に確定診断を得るためのアプローチにつき述べる．

(1) 良性腫瘍を疑う場合

　背景に慢性肝障害がない患者に健診などで偶然肝腫瘍が発見された場合，良性腫瘍の可能性が最も高くなる．肝血管腫，限局性結節性過形成（FNH）の頻度が高く，いずれも CT・MRI で診断可能であり腫瘍生検は通常実施しない[4]．しかし近年，正常肝に生じる肝細胞癌も増加していることから，必要に応じて生検も考慮される．ピル内服や糖原病患者では肝細胞腺腫も鑑別にあがるが非常にまれな疾患である．CT・MRI は肝細胞腺腫の診断に有用であり，特に MRI はサブタイプの決定にも有用であるが[5]，詳細なサブタイプの決定のためには，肝腫瘍生検が必要である．

(2) 肝細胞癌を疑う場合

　ウイルス性肝炎や肝硬変を背景に典型的な画像所見を呈する場合には，肝細胞癌の可能性が高い．特に，ウイルス性肝炎や肝硬変を背景に生じた 2 cm 以上の肝細胞癌は，画像診断のみで概ね 90％以上の精度で診断可能であることから[6]，大半の症例で確定診断のための肝腫瘍生検の必要はないとされる．一方，CT・MRI で肝細胞癌の典型的所見が得られなかった場合，また非ウイルス性ないし正常肝に生じた腫瘍には，腫瘍生検も考慮される．日本肝臓学会肝癌診療ガイドラインの診断アルゴリズムでは，肝腫瘍生検は，各種画像検査で確定診断にいたらなかった場合のオプション検査と位置づけられている[7]．一方，2023 年に改訂された AASLD のガイドラインでは，非硬変肝ないし B 型肝炎ウイルス以外に生じた腫瘍性病変については，肝細胞癌の診断は全例組織で確認する（Level 1 Strong recommendation）とされている[8]．

(3) 肝内胆管癌を疑う場合

　背景に慢性肝障害や PSC が存在する場合，腫瘤形成型の肝内胆管癌が鑑別にあげられる．正常肝に発生することもある．肝内胆管癌は画像診断だけでは転移性肝癌（特に前腸由来の腺癌）と鑑別することは難しい[9]．したがって，確定診断のためには肝腫瘍生検により病理学的評価を行う必要がある．しかし，外科切除が可能な場合は切除標本によって確定診断が可能であるため，腫瘍生検は原則不要である．肝内胆管癌の約半数に druggable mutations を認めることがわかってきており，外科切除が不可能な症例では確定診断および治療方針決定のため腫瘍生検が推奨される[10]．

（4）転移性肝腫瘍を疑う場合

悪性腫瘍の存在が知られている患者において肝腫瘍が新規にみつかった場合，転移性肝腫瘍が疑われる．肝臓は他臓器からの転移巣として最も頻度の高い臓器であり，転移性肝腫瘍は原発性肝腫瘍の約20倍の頻度である．原発巣としては，大腸癌，神経内分泌腫瘍などの頻度が高い [11]．原発巣が不明な場合や複数候補がある場合，治療方針を決定するために組織学的評価が必須な場合には肝腫瘍生検が考慮される．

B）手技について

病変を確実に採取するためにはエコーガイドで生検を行うべきである．また，大きな腫瘍では一部壊死している場合もあるため，壊死組織を採取しないよう腫瘍辺縁を含む部位から生検を行う必要がある [12]．また，Bモードで十分描出できないような場合，造影エコー下での生検も考慮する [13]．造影エコーを利用するメリットは，①視認性が向上する，②血流の存在を確認することで壊死組織を避けてviableな領域を選ぶことができる [14]，③典型的な造影パターンを示した場合に生検を回避することもできる，④CTやMRIとの同期（fusion imaging）を併用することでさらに視認性の向上も期待できる [15]，などがあげられる．

C）出血リスクについて

カナダからの報告で，1994〜2002年に実施された4,275件の肝生検のうち，出血を起こした15件中8件（53％）は悪性腫瘍からの生検であった．さらに合併症により死亡した6件はすべて悪性腫瘍（HCC 3例，転移性肝腫瘍［腺癌］3例）からの生検で，うち5件が出血に関連するものであった [16]．すなわち，びまん性肝疾患の背景肝生検より腫瘍生検のほうが出血性合併症のリスクが高く，死亡につながる可能性もある．特に肝細胞癌は，血洞が豊富で，線維性間質を伴わないことが多いこと，そして腫瘍はその脆弱性のためか出血しやすいとされ，特に注意が必要である [17]．また，悪性リンパ腫はしばしば肝浸潤をきたし腫瘤形成や肝障害を呈するため確定診断のために肝生検が実施されるが，原病に伴う凝固機能異常も相まって出血リスクが高く，本邦でも死亡事故報告があるため特に適応判断などに注意を要する [18]．一般に，出血予防のためには，エコーガイド下で可能な限り正常肝を介して，カラードプラで太い血管を描出して穿刺ラインから外すなどの工夫が必要である [12]．合併症の多くは4時間以内に出現するといわれており，肝腫瘍生検後は少なくとも4時間後に症状を確認し，出血の有無を判断すべきである [12, 16]．

D）播種リスクについて

腫瘍生検に伴う播種リスクについては様々な報告がみられる．肝細胞癌1,340人を対象としたシステマティックレビュー/メタ解析では，腫瘍生検後に2.7％に播種がみられており，生検から播種までの期間の中央値は17ヵ月とされる [19]．特に肝切除や肝移植適応となる患者においては根治性を損なう問題となるため，移植を含む外科的切除が考慮される場合，肝腫瘍生検は必須ではない．

E）病期診断

　肝原発悪性腫瘍の病期診断には，臨床分類（cTNM）と病理学的分類（pTNM）があり，国際対がん連合（UICC）の TNM 分類では，cTNM は画像診断に基づき，pTNM は切除あるいは肝移植後の病理所見に基づく．

F）治療適応の判断

　悪性腫瘍が疑われ，かつ外科切除の適応がある場合，腫瘍生検は通常不要である．手術適応のない悪性腫瘍の場合は，由来臓器の違いにより使用薬剤の選択が決定されるため，治療方針決定のためには肝腫瘍生検による病理診断が必要である．また，近年のゲノム医療の進歩に伴い，分子標的治療薬の選択やがん遺伝子パネルを目的とした肝腫瘍生検も実施される．

G）経過のモニタリング

　肝腫瘍生検は播種リスク，出血リスクを伴うため，繰り返しの評価には適さないと考えられる．治療効果判定や経過をみる際には，通常画像所見が用いられる．

H）予後の予測

　病理診断で得られた悪性度評価が，予後予測の一助となる可能性がある．

Ⅱ．非侵襲的評価による代替の可能性

　CT，MRI，PET などの画像診断技術の発展により肝腫瘍生検が必須とされる場面は減ってきている[3]．腫瘍生検は播種リスク，出血リスクを伴うため，可能な限り画像所見から鑑別診断を行うべきである．画像所見のみで鑑別が難しく，治療方針決定のために組織所見が必要な場合には肝腫瘍生検が考慮される．転移性肝腫瘍については臨床経過，腫瘍マーカーの推移などから原発巣との関連が濃厚であると判断されれば，診断のための肝腫瘍生検は必須ではない．

Ⅲ．肝生検でのみ評価できること

　悪性腫瘍診断の gold standard は病理所見であり，本来は肝腫瘍生検でしか確定診断はできない．また，腫瘍の悪性度や免疫細胞の浸潤の程度などの詳細な組織学的評価は肝腫瘍生検でのみ実施可能である．がん遺伝子パネルや分子標的治療薬の選択のために必要なゲノム情報も，肝腫瘍生検による組織検体の採取が必要である．

【肝腫瘍生検：Summary】
- 可能な限り CT・MRI などの画像所見で鑑別診断を行う．
- 非典型的な画像所見を呈する場合，非ウイルス性ないし正常肝を背景に生じた結節性病変については，診断確定のために肝腫瘍生検も考慮される．
- 切除適応のある肝悪性腫瘍に対しては，肝腫瘍生検は原則不要である．
- 治療方針決定のために，肝腫瘍生検が必要な場合がある．

文献

1) Smith-Bindman R, Miglioretti DL, Johnson E, et al. Use of diagnostic imaging studies and associated radiation exposure for patients enrolled in large integrated health care systems, 1996-2010. JAMA 2012; **307**: 2400-2409.

2) Choi SH, Kwon HJ, Lee SY, et al. Focal hepatic solid lesions incidentally detected on initial ultrasonography in 542 asymptomatic patients. Abdom Radiol (NY) 2016; **41**: 265-272.

3) Tapper EB, Lok AS. Use of liver imaging and biopsy in clinical practice. N Engl J Med 2017; **377**: 756-768.

4) Marrero JA, Ahn J, Rajender Reddy K. ACG clinical guideline: the diagnosis and management of focal liver lesions. Am J Gastroenterol 2014; **109**: 1328-1347; quiz 1348.

5) Laumonier H, Bioulac-Sage P, Laurent C, et al. Hepatocellular adenomas: magnetic resonance imaging features as a function of molecular pathological classification. Hepatology 2008; **48**: 808-818.

6) Di Martino M, De Filippis G, De Santis A, et al. Hepatocellular carcinoma in cirrhotic patients: prospective comparison of US, CT and MR imaging. Eur Radiol 2013; **23**: 887-896.

7) 日本肝臓学会. 肝癌診療ガイドライン, 2021.

8) Singal AG, Llovet JM, Yarchoan M, et al. AASLD practice guidance on prevention, diagnosis, and treatment of hepatocellular carcinoma. Hepatology 2023; **78**: 1922-1965

9) Rimola J, Forner A, Reig M, et al. Cholangiocarcinoma in cirrhosis: absence of contrast washout in delayed phases by magnetic resonance imaging avoids misdiagnosis of hepatocellular carcinoma. Hepatology 2009; **50**: 791-798.

10) Khan SA, Davidson BR, Goldin RD, et al. Guidelines for the diagnosis and treatment of cholangiocarcinoma: an update. Gut 2012; **61**: 1657-1669.

11) Semaan A, Branchi V, Marowsky AL, et al. Incidentally detected focal liver lesions: a common clinical management dilemma revisited. Anticancer Res 2016; **36**: 2923-2932.

12) Sidhu PS, Brabrand K, Cantisani V, et al. EFSUMB Guidelines on Interventional Ultrasound (INVUS), Part II. Diagnostic Ultrasound-Guided Interventional Procedures (Long Version). Ultraschall Med 2015; **36**: E15-E35.

13) Dietrich CF, Nolsøe CP, Barr RG, et al. Guidelines and Good Clinical Practice Recommendations for Contrast-Enhanced Ultrasound (CEUS) in the Liver-Update 2020 WFUMB in Cooperation with EFSUMB, AFSUMB, AIUM, and FLAUS. Ultrasound Med Biol 2020; **46**: 2579-2604.

14) Eso Y, Takai A, Takeda H, et al. Sonazoid-enhanced ultrasonography guidance improves the quality of pathological diagnosis in the biopsy of focal hepatic lesions. Eur J Gastroenterol Hepatol 2016; **28**: 1462-1467.

15) Kang HJ, Kim JH, Lee SM, et al. Additional value of contrast-enhanced ultrasonography for fusion-guided, percutaneous biopsies of focal liver lesions: prospective feasibility study. Abdom Radiol (NY) 2018; **43**: 3279-3287.

16) Myers RP, Fong A, Shaheen AA. Utilization rates, complications and costs of percutaneous liver biopsy: a population-based study including 4275 biopsies. Liver Int 2008; **28**: 705-712.

17) McGill DB, Rakela J, Zinsmeister AR, Ott BJ. A 21-year experience with major hemorrhage after percutaneous liver biopsy. Gastroenterology 1990; **99**: 1396-1400.

18) 医療事故調査・支援センター. 肝生検に係る死亡事例の分析. 医療事故の再発防止に向けた提言第11号, 2020.

19) Silva MA, Hegab B, Hyde C, et al. Needle track seeding following biopsy of liver lesions in the diagnosis of hepatocellular cancer: a systematic review and meta-analysis. Gut 2008; **57**: 1592-1596.

索　引

肝生検ガイダンス

2024 年 5 月 5 日　発行	編集者　日本肝臓学会
	発行者　小立健太
	発行所　株式会社 南 江 堂
	〒113-8410 東京都文京区本郷三丁目 42 番 6 号
	☎(出版)03-3811-7198　(営業)03-3811-7239
	ホームページ https://www.nankodo.co.jp/
	印刷・製本 日経印刷
	装丁 葛巻知世(Amazing Cloud Inc.)

Guidance for Liver Biopsy
© The Japan Society of Hepatology, 2024

定価は表紙に表示してあります.　　　　　　　　　Printed and Bound in Japan
落丁・乱丁の場合はお取り替えいたします.　　　　ISBN978-4-524-20454-0
ご意見・お問い合わせはホームページまでお寄せください.